Das Kochsche Tuberkulin

in der

Gynäkologie und Geburtshülfe.

Von

Dr. R. Birnbaum,

Privatdozent an der Universität und Assistenzarzt an der Königlichen
Universitäts-Frauenklinik zu Göttingen.

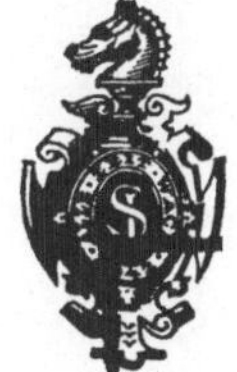

Springer-Verlag Berlin Heidelberg GmbH
1907.

ISBN 978-3-662-38870-9   ISBN 978-3-662-39796-1 (eBook)
DOI 10.1007/978-3-662-39796-1

Softcover reprint of the hardcover 1st edition 1907

Herrn Geheimen Medizinalrat

Professor Dr. Max Runge,

Direktor der Königlichen Universitäts-Frauenklinik zu Göttingen,

in Dankbarkeit

gewidmet.

Vorwort.

In der Sitzung der Göttinger Medizinischen Gesellschaft vom 2. Februar 1905[1]) berichtete ich über 17 Fälle von hauptsächlich zweifelhafter Peritoneal- und Urogenitaltuberkulose, die zu diagnostischen Zwecken mit dem Koch'schen Alttuberkulin behandelt waren. Ich konnte am Schluß meines Vortrages das alte Tuberkulin als ein unter Umständen unentbehrliches diagnostiches Hilfsmittel bei Urogenital- und Peritonealtuberkulose bezeichnen, das wohl verdiene, eine ausgebreitetere Anwendung zu finden.

In einer späteren Arbeit[2]) ging ich ausführlicher auf die Frage der Tuberkulinanwendung bei der erwähnten Lokalisation der Tuberkulose ein und gab einen Überblick über die Geschichte des Tuberkulins, seine Bedeutung in andern Zweiggebieten der Medizin und die Methodik seiner Anwendung. Seit dieser Zeit haben wir in der Göttinger Universitäts-Frauenklinik unaufhörlich weiter an der Tuberkulinfrage gearbeitet, und wir konnten uns einerseits an einer großen Reihe von weiteren geeigneten Fällen von dem diagnostischen Wert des Alttuberkulins überzeugen, andererseits waren wir aber auch in der Lage, das Alt- und Neutuberkulin Kochs bei einer beträchtlichen Anzahl von geeigneten Tuberkulosefällen (Peritoneal- und Urogenitaltuberkulose) therapeutisch in Anwendung zu bringen.

So bin ich heute in der Lage, über ein ziemlich bedeutendes, im Laufe von fast 4 Jahren angesammeltes Material zu berichten, bei dem wir teils Alttuberkulin aus diagnostischen Gründen, teils Alt- und Neutuberkulin zu therapeutischen Zwecken verwendeten.

Sämtliche Fälle sind von mir in der hiesigen Frauenklinik beobachtet und behandelt. Herrn Geheimrat Runge bin ich für die Überlassung der Fälle und das Interesse an dieser Arbeit zu besonderem Dank verpflichtet.

Göttingen, im November 1906.

Der Verfasser.

Allgemeiner Teil.

Das Koch'sche Tuberkulin hat das Schicksal vieler wissenschaftlicher Neuerungen gehabt.[2]) Mit Enthusiasmus ist es von Laien und Ärzten aufgenommen worden, gepriesen als Spezifikum gegen Tuberkulose, verwendet in oft kritikloser Weise, dann ebenso kritiklos als völlig wertlos, ja schädlich, verworfen. Die anfängliche Begeisterung für das Tuberkulin verwandelte sich schon nach den ersten Mitteilungen über Mißerfolge mit dem Mittel in eine ausgesprochene Abneigung, die in derselben schroffen Form teilweise auch heute noch, besonders in gewissen Spezialgebieten der medizinischen Wissenschaft, vorhanden ist.

Dieser ja allen bekannte Stimmungsumschwung in der Tuberkulinfrage war ja eigentlich auch unausbleiblich. So war es schon oft bei epochemachenden Entdeckungen, speziell in der Medizin, und auch die Geschichte der Zukunftsmedizin wird derartige Momente aufzuweisen haben. Erst allmählich ist im Laufe eines Dezenniums und mehr auf Grund eingehender und mühevoller Arbeiten besonders von seiten der internen Kliniker und Bakteriologen der wirkliche Wert des Tuberkulins, die Grenzen seiner Leistungsfähigkeit erkannt und gewürdigt. Ich nenne hier neben Koch an erster Stelle Namen wie Petruschky, Götsch, E. Neißer, Möller, Turban u. a., die in hervorragender Weise an der Bearbeitung der Tuberkulinfrage sich beteiligt haben.

Es ist interessant, heute, wo 16 Jahre seit der ersten Mitteilung Kochs über Heilungsvorgänge bei tuberkulösen Tieren und Menschen verflossen sind, die Urteile namhafter Tuberkuloseforscher über den diagnostischen und therapeutischen Wert der Tuberkulinpräparate zu erfahren. Der bekannte Hygieniker und Arzt Petruschky,[3]) der vielleicht die größten Erfahrungen in der Tuberkulinfrage besitzt, sagt wörtlich am Schluß seiner neueren Arbeit über Kochs Tuberkulin und seine Anwendung beim Menschen, speziell bei Lungentuberkulose: Inzwischen glaube ich durch die

1*

Tat gezeigt zu haben, in wie weitgehender Weise der gegenwärtigen Generation, auch wenn sie bereits infiziert ist, durch die Koch'schen Tuberkulinpräparate geholfen werden kann, wenn diese nur früh genug und in verständiger Weise angewendet werden. So darf ich denn hoffen, daß in absehbarer Zeit auch eine größere Anzahl von Kollegen sich selbst überzeugen wird, daß das Tuberkulin in der Tat alles leistet, was von einem diagnostischen und therapeutischen Spezifikum gegen Tuberkulose billigerweise verlangt werden kann. Und weiter: Der bedauerliche Umstand, daß eine große Zahl von Kollegen bisher gegen diese Tatsachen die Augen verschloß, darf sie nicht abhalten, sie jetzt zu öffnen. Dabei betont Petruschky ausdrücklich, daß das Tuberkulin kein Universalheilmittel für alle Formen der Tuberkulose ist, wie in der ersten Zeit nach Bekanntwerden der Koch'schen Entdeckung von Enthusiasten leider vermutet worden war. Bei der Verwendung der Tuberkulinpräparate ist nach Petruschky folgendes in Erwägung zu ziehen. Das Tuberkulin ist kein direktes Heilmittel, kein Gegengift (wie z. B. das Diphtherieserum), sondern es enthält Toxine, gegen welche der menschliche Körper erst die Gegengifte erzeugen soll. Damit wird also dem Körper eine Arbeit zugemutet, die einen gewissen Kräftevorrat voraussetzt. Aus diesem Grunde sind deshalb von vornherein alle stark entkräfteten Individuen für die Tuberkulinbehandlung ungeeignet.

Aus demselben Grunde sind auch Fiebernde mit einer gewissen Einschränkung nicht imstande, die ihnen zugemutete Arbeit zu leisten. Ein direkter Fehler würde es sein, sehr vorgeschrittene Tuberkulosefälle mehrfachen heftigen Tuberkulin-Reaktionen auszusetzen. In diesem einzigen Falle liegt die Gefahr einer direkten Schädigung durch das Tuberkulin vor (Entzündungen, Nebenwirkungen), was Petruschky ausführlich und durchaus plausibel begründet. Geeignet ist nach dem Autor jede geschlossene Tuberkulose (ohne Bazillenauswurf) mit gutem oder mittlerem Ernährungszustand. „Noch" geeignet für Tuberkulinbehandlung sind auch alle diejenigen Fälle offener Tuberkulose (mit Bazillenauswurf), in denen die Zerstörung der Organe noch nicht allzu weit vorgeschritten ist.

Unter dieser Voraussetzung hat Petruschky von 1893—1904 im ganzen 92 Fälle von Lungentuberkulose mit Tuberkulin behandelt.

Davon waren 38 Fälle offener Tuberkulose und 54 Fälle geschlossener Tuberkulose.

Von den 38 Fällen offener Tuberkulose sind

$$\text{gestorben} \quad . \quad . \quad . \quad . \quad . \quad 23 = 60\,^0/_0,$$
$$\text{geheilt} \quad . \quad . \quad . \quad . \quad . \quad 15 = 40\,^0/_0.$$

Von den 54 Fällen geschlossener Tuberkulose sind

$$\text{gestorben} \quad . \quad . \quad . \quad . \quad 0 = 0\,^0/_0,$$
$$\text{geheilt} \quad . \quad . \quad . \quad . \quad . \quad 54 = 100\,^0/_0.$$

Dabei bediente sich der Autor, wie ich hier nur andeuten will und später genauer auseinandersetzen werde, der nach ihm so benannten „Etappenbehandlung".

Ein anderer namhafter Tuberkuloseforscher, Götsch,[4] berichtet über 224 in den Jahren 1891—1900 mit Alttuberkulin behandelte Fälle. Davon wurden 71% geheilt. Auch Götsch betont nachdrücklich eine sorgfältige Auswahl der Tuberkulosefälle für die Tuberkulinkur und hält es für widersinnig, Fieberkranke durch ein fiebererregendes Mittel behandeln zu wollen.

Möller[5] stellt bei einem Material von 600 Fällen die Heilresultate der mit Tuberkulin kombinierten und der ohne Tuberkulin geübten Heilstättenbehandlung gegenüber.

$$\left. \begin{array}{l} \text{Mit Tuberkulin erzielte er } 36,3\,^0/_0 \\ \text{ohne} \quad \text{''} \quad \text{''} \quad 10,9 \text{ ''} \end{array} \right\} \text{Heilungen,}$$

bei gleichem Material bezw. Krankheitstadium:

$$\left. \begin{array}{l} 75\,^0/_0 \text{ Tuberkulinheilungen} \\ \text{gegen } 31,8\,^0/_0 \text{ Heilungen ohne Tuberkulin} \end{array} \right\} \text{des I. Stadiums,}$$

$$\left. \begin{array}{l} \text{ferner } 20\,^0/_0 \text{ Tuberkulinheilungen} \\ \text{gegen } 1,9\,^0/_0 \text{ Heilungen ohne Tuberkulin} \end{array} \right\} \text{des II. Stadiums.}$$

Turban[6] erzielte bei 327 Kranken (darunter 86 mit Bazillen)

$$52\,^0/_0 \text{ Dauerheilungen mit Tuberkulin,}$$
$$\text{gegen } 39 \text{ ''} \quad \text{''} \quad \text{ohne} \quad \text{''} \quad ,$$

bazillenfrei wurden von ersteren 41%,

$$\text{von letzteren } 27\,^0/_0.$$

Nach Weicker[7] werden in Heilstätten bei tuberkulinloser Behandlung ca. 20% Heilungen erzielt, in der Heilstätte Slawentzitz bei Tuberkulinanwendung 40—50% (Götsch).

Ebenso berichten Spengler,[8] Baudach[9] u. a. über günstige Resultate bei Anwendung des Neutuberkulins.

Daneben fehlt es auch nicht an Mitteilungen, die weniger günstig lauten. So hat Würtzen[10] im Hospital Öresund bei 10 bis zu Ende nach Götsch behandelten Fällen zwar günstige Resultate, aber schlechte Dauererfolge beobachtet. Dennoch muß auch Köhler,[11]) der in einer jüngst erschienenen eingehenden und wertvollen Monographie (Tuberkulin und Organismus) die mit Tuberkulin erreichten Resultate kritisch — nach meiner Meinung mit einer starken Abneigung gegen Tuberkulin a priori — beleuchtet, zugeben, daß die Tuberkulinanwendung Erfolge aufzuweisen hat. Weitere Erfolge hat die Tuberkulinbehandlung nach neueren Berichten aufzuweisen bei Lupus (Nourney,[12]) Heermann),[13]) chirurgischer Tuberkulose (Nourney), geschlossener Drüsentuberkulose (Petruschky 100°/₀ Heilung) und bei tuberkulösen Augenerkrankungen (v. Hippel,[14]) Dörschlag[15]) u. a.).

Sehr wertvoll und beachtenswert sind die Erfolge v. Hippels mit Tuberkulinanwendung bei der Tuberkulose des Auges. Ich teile sie an dieser Stelle ausführlicher mit, weil es mir vergönnt war, die Fälle teilweise mit zu beobachten. v. Hippel hat seit länger als 10 Jahren bei schweren tuberkulösen Erkrankungen des vorderen Augapfelabschnittes, die jeder andern Therapie Trotz boten, das Tuberkulin angewendet, in den ersten Fällen noch das alte, später das neue Tuberkulin T. R., und damit eine ganze Anzahl Augen erhalten, die nach der heute geltenden Anschauung der Enukleation verfallen waren. Er faßt seine Erfahrung in folgendem zusammen: Auf Grund der von mir mitgeteilten Tatsachen halte ich den Beweis für erbracht, daß wir in dem Tuberkulin T. R. ein Mittel besitzen, welches, richtig angewandt, selbst schwerste Tuberkulose des Auges mit Erhaltung von Sehvermögen dauernd zu heilen vermag. Hieraus erwächst meines Erachtens die Pflicht, nicht, wie es bisher vielfach geschah, derartige Augen ohne weiteres zu enukleieren, sondern zunächst die Bekämpfung des Leidens mit den Waffen zu versuchen, die wir Koch zu verdanken haben.

Auch Dörschlag berichtet über 3 Fälle von Iritis tuberculosa, die mit Tuberkulin-Injektionen geheilt wurden. Derartige einwandfreie und ständig kontrollierbare sichtbare Erfolge müssen auch jeden, der dem Tuberkulin gegenüber sich ablehnend oder indifferent verhält, bewegen, der Frage näher zu treten. Ein weiterer Indifferentismus oder sogar offene Ablehnung des Mittels bei Kenntnisnahme derartiger Erfolge namhafter Forscher ist nach meiner Ansicht durchaus ungerechtfertigt und nicht entschuldbar.

Es erübrigt, noch kurz die volkswirtschaftliche Bedeutung der diagnostischen Tuberkulin-Injektionen beim Rinde anzudeuten. Fränkel, Voges, Bang, Behring u. a. haben den diagnostischen Wert der Tuberkulin-Injektionen hier klar bewiesen, wenn auch Impfresultat und späterer Sektionsbefund in einzelnen seltenen Fällen in Widerspruch standen (2—3 % bei 8000 Fällen, Fränkel). Die Tatsache, daß schwer tuberkulöse Kühe in seltenen Fällen auf Tuberkulin nicht reagieren, erklärt Ostertag mit Ehrlich und Koch damit, daß der tierische Körper durch seine eigenen, im erkrankten Gewebe vorhandenen Tuberkelbazillen derart mit Tuberkulin übersättigt ist, daß er auf künstlich eingeführtes Tuberkulin nicht mehr zu reagieren imstande ist (Köhler). Trotzdem ist die Einführung methodischer diagnostischer Tuberkulin-Injektionen bei Rindern ein gewaltiger Fortschritt, speziell in der Frühdiagnose der Rindertuberkulose.

So wies Bang[16]) bei seinen in großem Maßstab in Dänemark methodisch ausgeübten diagnostischen Tuberkulin-Injektionen bei Rindern nach, daß die Tuberkulose bei Rindern weit mehr verbreitet war, als bis dahin allgemein angenommen wurde. Es stellte sich nunmehr heraus, daß 30—80 % der injizierten Rinder tuberkulös resp. tuberkuloseverdächtig waren.

In Dänemark ist es den Bemühungen Bangs zu danken, daß das „Tuberkulingesetz" vom 14. April 1893 zustande gekommen ist, in dem sich der Staat bereit erklärt hat, den Landwirten und Besitzern großer Viehstände in der Bekämpfung der Rindertuberkulose hilfreiche Hand zu leisten (kostenfreie diagnostische Tuberkulin-Injektionen usw.).

Ich bin bereits im Beginn meiner Abhandlung auf diese Fragen ziemlich ausführlich eingegangen, teils um denjenigen, die sich mit dieser Frage nicht näher beschäftigt haben, zu zeigen, wie sich in den letzten 10 Jahren die Ansichten über das Tuberkulin geändert haben, teils aber auch um die Berechtigung meiner jahrelangen Anwendung der Tuberkulinpräparate bei Peritoneal- und Urogenital-Tuberkulose nachdrücklich zu demonstrieren.

Für mich persönlich bestand die Berechtigung zu derartigen Versuchen um so mehr, als ich vor meiner hiesigen Tätigkeit recht oft Gelegenheit hatte, speziell den diagnostischen Nutzen des Alttuberkulins als Assistent an einer großen Tuberkulose-Abteilung kennen zu lernen. Als Schüler eines der namhaftesten Tuberkulinforscher, des Professor Neißer in Stettin, habe ich mich bemüht, den Nutzen der Tuberkulinanwendung auch auf das Gebiet unserer Spezialwissenschaft auszudehnen.

Wer sich mit der Tuberkulinfrage näher beschäftigen will, der muß, um sie ganz zu verstehen, auch die Geschichte des Tuberkulins genau kennen. Ich habe die Geschichte des Tuberkulins in einer früheren Arbeit[2]) bereits kurz gestreift, halte es jedoch für unerläßlich, noch einmal ausführlicher hier darauf einzugehen.

Bei seinen Experimentalstudien über die Tuberkulose gelangte Koch zu wichtigen Beobachtungen über die Eigenschaften der vom Tuberkelbazillus in künstlichen Kulturen gebildeten Stoffwechselprodukte. Auf dem zehnten internationalen medizinischen Kongreß[17]) zu Berlin am 4. August 1890 erwähnte er seine diesbezüglichen Beobachtungen und berichtete über ein Mittel, welches imstande ist, Versuchstiere unempfänglich gegen Impfung mit Tuberkelbazillen zu machen und bei schon erkrankten Tieren den tuberkulösen Krankheitsprozeß zum Stillstand zu bringen.

Noch in demselben Jahre, am 13. November 1890, teilte Koch in seinen „weiteren Mitteilungen[18]) über ein Heilmittel gegen Tuberkulose" den günstigen Einfluß seines Mittels auch bei tuberkulösen Menschen mit. In dieser Arbeit macht Koch darauf aufmerksam, daß der Mensch außerordentlich viel empfindlicher für die Wirkung des Mittels ist als das Meerschweinchen. Während man einem gesunden Meerschweinchen mindestens 2 ccm der unverdünnten Flüssigkeit injizieren kann, ohne daß es dadurch merklich beeinträchtigt wird, genügen beim Menschen 0,25 ccm, um eine intensive Wirkung hervorzurufen. Koch schildert die Symptome mit einer Injektion von 0,25 ccm, die er sich selbst in den Oberarm gemacht hatte, in folgendem: Drei bis vier Stunden nach der Injektion Ziehen in den Gliedern, Mattigkeit, Neigung zum Husten, Atembeschwerden, welche sich schnell steigerten; in der fünften Stunde trat ein ungewöhnlich heftiger Schüttelfrost ein, welcher fast eine Stunde andauerte; zugleich Übelkeit, Erbrechen, Ansteigen der Körpertemperatur bis zu 39,6°; nach etwa 12 Stunden ließen sämtliche Beschwerden nach, die Temperatur sank und erreichte bis zum nächsten Tage wieder die normale Höhe; Schwere in den Gliedern und Mattigkeit hielten noch einige Tage an, ebenso lange Zeit blieb die Injektionsstelle ein wenig schmerzhaft und gerötet. Die untere Grenze der Wirkung des Mittels liegt für den Gesunden ungefähr bei 0,01 ccm.

Die meisten Menschen reagieren auf diese Dosis nur noch mit leichten Gliederschmerzen und bald vorübergehender Mattigkeit. Nur in seltenen Fällen kam es zu einer geringfügigen Temperatursteigerung. Koch hebt dann weiterhin die spezifische Wirkung des Tuberkulins auf tuberkulöse Prozesse, welcher Art sie auch sein mögen, hervor. Spritzt man dieselbe Dosis von 0,01 ccm, auf die der gesunde Mensch kaum merklich reagiert, einem Tuberkulösen ein, dann tritt sowohl eine starke allgemeine, als auch eine örtliche Reaktion ein. Die allgemeine Reaktion besteht in einem Fieberanfall, welcher, meistens mit einem Schüttelfrost beginnend, die Körpertemperatur über 39°, oft bis 40° und selbst 41° steigert; daneben bestehen Gliederschmerzen, Hustenreiz, große Mattigkeit, öfters Übelkeit und Erbrechen. Einige Male wurde eine leichte ikterische Färbung, in einigen Fällen auch das Auftreten eines masernartigen Exanthems an Brust und Hals beobachtet. Der Anfall beginnt in der Regel 4—5 Stunden nach der Injektion und dauert 12—15 Stunden. Ausnahmsweise kann er auch später auftreten und verläuft dann mit geringerer Intensität. Die Kranken werden von dem Anfall auffallend wenig angegriffen und fühlen sich, sobald er vorüber ist, verhältnismäßig wohl, gewöhnlich sogar besser wie vor demselben. Die örtliche Reaktion nach Tuberkulin-Injektionen kann man am besten bei dem Auge gut zugänglichen tuberkulösen Affektionen also z. B. dem Lupus studieren. Einige Stunden nach der an einer beliebigen Stelle gemachten Injektion fangen die lupösen Stellen, und zwar gewöhnlich schon vor dem Fieberbeginn, an zu schwellen und sich zu röten. Während des Fiebers nehmen Schwellung und Rötung immer mehr zu und können schließlich einen ganz bedeutenden Grad erreichen, so daß das Lupusgewebe stellenweise braunrot und nekrotisch wird. Nachdem Koch noch des weiteren ausführlich die Veränderung lupöser Partien nach Tuberkulin-Injektionen beschrieben hat, führt er weiter aus: Die Beobachtung eines mit dem Mittel behandelten Lupuskranken ist so instruktiv und muß zugleich so überzeugend in bezug auf die spezifische Natur des Mittels wirken, daß jeder, der sich mit dem Mittel beschäftigen will, seine Versuche, wenn es irgend zu ermöglichen ist, mit Lupösen beginnen sollte. Die treffliche Schilderung Kochs von der Einwirkung des Tuberkulins auf Hautlupus ist später tausendfältig bestätigt worden. Auch ich habe mich mehrfach von der erwähnten Wirkung des Mittels auf Hautlupus überzeugen und sie andern demonstrieren können.

Bei Tuberkulose der Lymphdrüsen, der Knochen, Gelenke usw. bestand die örtliche Reaktion in Anschwellungen, vermehrter Schmerzhaftigkeit und bei oberflächlich gelegenen Teilen auch in Rötung.

Die Reaktion in den inneren Organen, namentlich an den Lungen, entzieht sich dagegen nach Koch der Beobachtung, wenn man nicht etwa vermehrten Husten und Auswurf der Lungenkranken nach den ersten Injektionen auf eine örtliche Reaktion beziehen will. In derartigen Fällen dominiert nach Koch die allgemeine Reaktion. Gleichwohl müsse man annehmen, daß auch hier sich die gleichen Veränderungen vollziehen, wie sie beim Lupus direkt beobachtet werden. Diese Angabe Kochs, daß die örtliche Reaktion bei Tuberkulose innerer Organe in den Hintergrund tritt, mag für die Tuberkulose der Lungen und mancher anderer Organe zutreffend sein. Für die Peritoneal- und Genitaltuberkulose ist diese seine Anschauung, wie ich später an meinem Material beweisen werde, sicher nicht richtig. Schon in der eben zitierten Arbeit nimmt Koch für das Alttuberkulin an, daß das Mittel in Zukunft ein unentbehrliches diagnostisches Hilfsmittel bilden werde. Man werde damit imstande sein, zweifelhafte Fälle vor beginnender Phthisis selbst dann noch zu diagnostizieren, wenn es nicht gelingt, durch den Befund von Bazillen oder elastischen Fasern im Sputum oder durch die physikalische Untersuchung eine sichere Auskunft über die Natur des Leidens zu erhalten.

Dieser Satz, den Koch vor über 16 Jahren ausgesprochen, dürfte auch heute noch mit ganz geringen Einschränkungen bei der Frühdiagnose der Lungentuberkulose gelten. Dies haben eine große Reihe mühevoller Arbeiten bewiesen, das wird jeder zugeben müssen, der die Tuberkulinliteratur der letzten Jahre verfolgt hat, oder der, wie ich, in einer früheren Tätigkeit an der großen Tuberkulose-Abteilung des Stettiner städtischen Krankenhauses Gelegenheit gehabt hat, sich mit dem diagnostischen Wert des Alttuberkulins bei der Lungentuberkulose eingehender zu beschäftigen. Weiterhin versprach sich Koch von seinem Mittel, damit tuberkulöse Drüsenaffektionen, versteckte Knochentuberkulose, zweifelhafte Hauttuberkulose u. dgl. leicht und sicher zu erkennen. In scheinbar abgelaufenen Fällen von Lungen- und Gelenktuberkulose wird sich damit feststellen lassen, ob der Krankheitsprozeß in Wirklichkeit schon abgelaufen ist oder ob nicht doch noch einzelne Herde vorhanden sind, von denen aus die Krankheit wie von einem unter der Asche glimmenden Funken später von neuem um sich greifen könnte.

Über die histologischen Veränderungen, die an tuberkulösen Herden bei längerer therapeutischer Anwendung des Mittels eintreten, spricht sich Koch in dieser Mitteilung mangels ausreichender histologischer Untersuchungen noch sehr zurückhaltend aus. Nur betont er ausdrücklich, daß es sich dabei nicht um eine Abtötung der im Gewebe befindlichen Tuberkelbazillen handelt, sondern daß nur das lebende Gewebe, welches die Tuberkelbazillen einschließt, von der Wirkung des Mittels getroffen — abgetötet wird. In diesem treten, wie die sichtbare Schwellung und Rötung bei Lupus zeigt, erhebliche Zirkulationsstörungen und damit offenbar tiefgreifende Veränderungen in der Ernährung ein, welche das Gewebe, je nach der Art und Weise, in welcher man das Mittel wirken läßt, mehr oder weniger schnell und tief zum Absterben bringen. Die Wirkung des Mittels erstreckt sich, wie bereits angedeutet, nur auf lebendes tuberkulöses Gewebe; auf bereits totes Gewebe, z. B. abgestorbene käsige Massen, wirkt es nicht, ebensowenig auch auf das durch das Mittel selbst bereits zum Absterben gebrachte Gewebe. Infolgedessen können in derartigen toten Gewebsmassen immerhin noch lebende Tuberkelbazillen lagern, welche entweder mit dem nekrotischen Gewebe ausgestoßen werden, möglicherweise aber auch unter besonderen Verhältnissen in das benachbarte noch lebende Gewebe wieder eindringen können. Diesen eigenartigen pathologisch-anatomischen Verhältnissen müsse man bei der therapeutischen Anwendung stets Rechnung tragen, was Koch noch näher ausführt. Weiterhin erklärt Koch das höchst eigentümliche Verhalten des Mittels, daß es in sehr schnell gesteigerten Dosen — nach 3 Wochen das 500fache der Anfangsdosis — gegeben werden kann. Dabei handelt es sich nicht um eine einfache Angewöhnung, als vielmehr um folgendes: Im Beginn der Behandlung ist viel tuberkulöses Gewebe vorhanden. Dementsprechend genügt eine geringe Menge der wirksamen Substanz, um eine starke Reaktion zu veranlassen. Durch jede weitere Injektion wird eine gewisse Menge reaktionsfähigen Gewebes zum Schwinden gebracht und es bedarf dann verhältnismäßig immer größerer Dosen, um denselben Grad von Reaktion wie früher zu erzielen. Sobald der Tuberkulöse so weit mit steigenden Dosen behandelt ist, daß er nur noch ebensowenig reagiert wie ein Nichttuberkulöser, dann darf man wohl annehmen, daß alles reaktionsfähige tuberkulöse Gewebe getötet ist. Man wird alsdann nur noch mit langsam steigenden Dosen und mit Unterbrechungen die Behandlung fortzusetzen haben, um den Kranken, solange noch Bazillen im Körper vorhanden sind, vor einer neuen Infektion zu schützen.

Bei dieser Methodik der therapeutischen Alttuberkulin-Injektionen Kochs kommt es also allmählich zu einer vollkommenen Immunisierung gegen Tuberkulin, die längere Zeit anhalten kann. Da diese Immunisierung sich aber nicht auch auf die Tuberkelbazillen selbst erstreckt, so handelt es sich bei der Anwendung des Alttuberkulins um eine reine Toxinimmunität im Gegensatz zu der Bakterienimmunität bei seinem später entdeckten Mittel Neutuberkulin T. R.

Auf der erwähnten zeitlich begrenzten Dauer der Immunität gegen Tuberkulin gründet sich die etappenförmige Behandlung Petruschkys.[3]) Während jeder günstig verlaufenden Tuberkulinkur tritt nach ihm ein Verlust der Reaktionsfähigkeit selbst auf größere Dosen ein, ohne daß dadurch die Heilung schon erfolgt zu sein braucht. Nach Ablauf von 2—3 Monaten aber pflegt bei den nicht geheilten Fällen die Reaktionsfähigkeit wieder aufzutreten. Daher muß nach Ablauf einer 2—3 monatlichen Kuretappe zunächst 2 bis 3 Monate gewartet werden, ehe die Tuberkulinprüfung wieder beweiskräftig wird. Bei negativem Ausfall der Nachprüfung empfiehlt Petruschky zur Sicherheit noch nach Ablauf etwas längerer Zeit, 3—6 Monate, eine zweite Nachprüfung vorzunehmen. Fällt auch diese negativ aus, so hält er den Patienten mit großer Wahrscheinlichkeit für geheilt (siehe später).

Nach dieser Abschweifung kehre ich zu Koch zurück. Am Schluß seiner Arbeit setzt Koch den Modus der Injektionen bei der therapeutischen Behandlung des Lupus, der chirurgischen und Lungentuberkulose auseinander und teilt seine erreichten Resultate mit. „Nach diesen Erfahrungen möchte ich annehmen, daß beginnende Phthisis durch das Mittel mit Sicherheit zu heilen ist.“ Ebenso erzielte er Heilung bei Lupus, Drüsen-, Knochen- und Gelenktuberkulose.

Koch warnt ausdrücklich davor, das Mittel in schematischer Weise und ohne Unterschied bei allen Tuberkulösen anzuwenden. Der Schwerpunkt des neuen Heilverfahrens liegt in der möglichst frühzeitigen Anwendung. Nur beim Anfangsstadium der Phthise kann das Mittel seine Wirkung voll und ganz entfalten. Koch wendet sich deshalb an alle Ärzte mit der Aufforderung, alles zu tun, um die Frühdiagnose der Lungentuberkulose zu stellen, und empfiehlt für zweifelhafte Fälle die Probeinjektion mit Alttuberkulin.

In einer dritten Mitteilung[19]) am 15. Januar 1891 gab Koch den Weg an, auf dem er zur Entdeckung seines Mittels gelangt war, sowie die Art der Herstellung.

Wenn man ein gesundes Meerschweinchen mit einer Reinkultur von Tuberkelbazillen impft, dann verklebt in der Regel die Impfwunde und scheint in den ersten Tagen zu verheilen; erst im Laufe von 10—14 Tagen entsteht ein hartes Knötchen, welches bald aufbricht und bis zum Tode des Tieres eine ulzerierende Stelle bildet. Aber ganz anders verhält es sich, wenn ein bereits tuberkulös erkranktes Meerschweinchen geimpft wird. Bei derartigen Tieren verklebt die kleine Impfwunde auch anfangs, aber es bildet sich kein Knötchen, sondern schon am nächsten oder zweiten Tage tritt eine eigentümliche Veränderung an der Impfstelle ein; dieselbe wird hart und nimmt eine dunklere Färbung an, und zwar beschränkt sich dies nicht allein auf die Impfstelle selbst, sondern breitet sich auf die Umgebung bis zu einem Durchmesser von 0,5—1 cm aus. Daraus bildet sich in den nächsten Tagen eine ausgesprochene nekrotische Partie, nach deren Abstoßung eine flache Ulzeration zurückbleibt, welche schnell heilt, ohne daß die benachbarten Lymphdrüsen infiziert werden. Die verimpften Tuberkelbazillen wirken also ganz anders auf die Haut eines gesunden, als auf diejenige eines tuberkulösen Meerschweinchens. Dieselbe Wirkung tritt nicht nur nach Einverleibung lebender Tuberkelbazillen ein, sondern zeigt sich in derselben Weise bei abgetöteten Bazillen.

Weiterhin beobachtete Koch, daß man abgetötete Reinkulturen von Tuberkelbazillen, nachdem sie verrieben und in Wasser aufgeschwemmt sind, bei gesunden Meerschweinchen in großer Menge unter die Haut spritzen kann, ohne daß außer einer lokalen Eiterung etwas eintritt. Tuberkulöse Meerschweinchen werden dagegen schon durch die Injektion von sehr geringen Mengen solcher aufgeschwemmten Kulturen innerhalb kurzer Zeit getötet. Eine Dosis, welche eben nicht mehr ausreicht, um das Tier zu töten, kann eine ausgedehnte Nekrose der Haut im Bereich der Injektionsstelle bewirken. Bei weiteren Verdünnungen der Aufschwemmung bleiben die Tiere am Leben und es tritt bei weiteren methodischen Injektionen (alle 2 bis 3 Tage) eine merkliche Besserung des Zustandes ein; ja die ulzerierende Impfwunde kam schließlich zur Vernarbung, die geschwollenen Lymphdrüsen verkleinerten sich, der Ernährungszustand wird besser und der krankhafte Prozeß kommt zum Stillstand, vorausgesetzt, daß er nicht bereits zu weit vorgeschritten oder das Tier in seinem Kräftezustand nicht allzusehr reduziert war.

Damit war die Grundlage für ein Heilverfahren gegen Tuberkulose gegeben.

Der praktischen Anwendung derartiger Aufschwemmungen von abgetöteten Tuberkelbazillen stellte sich aber der Umstand entgegen, daß an den Injektionsstellen die Tuberkelbazillen nicht resorbiert wurden oder in anderer Weise verschwanden, sondern unverändert lange Zeit liegen blieben und kleinere oder größere Eiterherde erzeugten. Der heilende Faktor muß also eine lösliche Substanz sein, welche von den die Tuberkelbazillen umspülenden Flüssigkeiten des Körpers gewissermaßen ausgelaugt und ziemlich schnell in den Säftestrom übergeführt wird, während das, was eitererregend wirkt, anscheinend in den Tuberkelbazillen zurückbleibt oder doch nur sehr langsam in Lösung geht.

Es gelang nun Koch, mit einer 40—50% igen Glyzerinlösung die wirksame Substanz aus den Tuberkelbazillen herauszuholen. Dieser Glyzerinextrakt aus den Reinkulturen der Tuberkelbazillen, das Tuberkulinum Kochii, stellt das Mittel dar, mit dem Koch sein neues Heilverfahren gegen Tuberkulose ausübte.

In den Glyzerinextrakt gehen aus den Tuberkelbazillen alle übrigen in 50% Glyzerin löslichen Stoffe über: Mineralsalze, färbende Substanzen und andere unbekannte Extraktivstoffe. Da diese Stoffe sich aber für den menschlichen Organismus indifferent verhalten, so ist die Reinigung des Glyzerinextraktes nicht notwendig. Die wirksame Substanz selbst ist unlöslich in absolutem Alkohol und wird durch diesen ausgefällt. Seiner chemischen Konstitution nach hält Koch in dieser Arbeit das Mittel für ein Derivat von Eiweißkörpern, das aber nicht zur Gruppe der Toxalbumine gehört, da es hohe Temperaturen verträgt und im Dialysator leicht und schnell durch die Membran geht. Über die feineren Vorgänge, die sich bei der Einwirkung des Mittels auf tuberkulöse Gewebe abspielen, stellte Koch folgende Hypothese auf: (Daß er eine Einwirkung auf die Tuberkelbazillen selbst ablehnt, habe ich bereits angedeutet.) Die Tuberkelbazillen produzieren bei ihrem Wachstum in den lebenden Geweben ebenso wie in den künstlichen Kulturen gewisse Stoffe, welche die lebenden Elemente ihrer Umgebung, die Zellen, in verschiedener Weise, und zwar nachteilig beeinflussen. Darunter befindet sich ein Stoff, welcher in einer gewissen Konzentration lebendes Protoplasma tötet und so verändert, daß es in den von Weigert als Koagulationsnekrose bezeichneten Zustand übergeführt wird.

In dem nekrotisch gewordenen Gewebe findet der Bazillus dann so ungünstige Ernährungsbedingungen, daß er nicht weiter zu wachsen vermag, unter Umständen selbst schließlich abstirbt. Auf große Entfernung vermag der einzelne Bazillus Nekrose nicht zu bewirken; denn sobald die Nekrose eine gewisse Ausdehnung erreicht hat, nimmt das Wachstum des Bazillus und damit die Produktion der nekrotisierenden Substanz ab und es tritt so eine Art von gegenseitiger Kompensation ein.

Würde man nun künstlich in der Umgebung des Bazillus den Gehalt des Gewebes an nekrotisierender Substanz steigern, dann würde sich die Nekrose auf eine größere Entfernung ausdehnen, und es würden sich damit die Ernährungsverhältnisse für den Bazillus viel ungünstiger gestalten, als dies gewöhnlich der Fall ist. Teils würden alsdann die in größerem Umfange nekrotisch gewordenen Gewebe zerfallen, sich ablösen und, wo dies möglich ist, die eingeschlossenen Bazillen mit fortreißen und nach außen befördern; teils würden die Bazillen so weit in ihrer Vegetation gestört, daß es viel eher zu einem Absterben derselben kommt, als dies unter gewöhnlichen Verhältnissen geschieht. Gerade in dem Hervorrufen solcher Veränderungen besteht wahrscheinlich die Wirkung des Mittels, das infolge seines Gehalts an nekrotisierender Substanz die Verhältnisse in der Umgebung der Tuberkelbazillen schaffen kann, in der Weise, wie es von Koch weiter ausgeführt ist.

In einer weiteren, vierten Mitteilung[20]) macht Koch genauere Mitteilungen über die Herstellung und die chemische Natur des Mittels.

An diese Mitteilungen Kochs knüpfte sich eine sehr lebhafte literarische Diskussion über das Wesen der wirksamen Substanz in dem Mittel. Ich kann auf diese Fragen ausführlicher hier nicht eingehen, da sie den Rahmen meiner Abhandlung erheblich überschreiten würden. In der Köhler'schen Monographie: Tuberkulin und Organismus[11]) findet sich eine ausgezeichnete kritische Übersicht über diese Fragen (S. 9 ff.).

Nur einige wesentliche Punkte mögen berücksichtigt werden.

Das Tuberkulin steht den Albumosen nach Koch am nächsten, unterscheidet sich aber von diesen und besonders von den Toxalbuminen durch seine Beständigkeit gegenüber hohen Temperaturen. Von den Peptonen weicht es in mehrfacher Beziehung, namentlich durch die Fällbarkeit durch Eisenazetat, ab.

Kühne[21)22)] kam 1892 bei seinen Untersuchungen über das wesentliche Prinzip des Tuberkulins zu dem Ergebnis: Die Tuberkulinsubstanz ist eine Albumose mit wesentlichen Abweichungen von den Verdauungsalbumosen. Seine und andere Untersuchungen (Römer, Buchner u. a.) scheinen die Ansicht, daß der Glyzerinextrakt aus Tuberkelbazillenkulturen — Tuberkulin — ein echtes Bakterientoxin ist, stark zu erschüttern.

Dazu kam, daß Matthes und Krehl[23)] bei Tieren nach Einverleibung von Deuteroalbumosen ähnliche Wirkungen konstatieren konnten, wie man sie nach Injektion von Tuberkulin beobachtet.

Infolgedessen behauptet Matthes, daß die Deuteroalbumosen, die ohne jede spezifische bakterielle Tätigkeit aus Verdauungsalbumosen dargestellt sind, sich in ihren Wirkungen sehr ähnlich verhalten wie das Tuberkulin. Nach Matthes ist die Tuberkulinwirkung mindestens teilweise eine Albumosenwirkung. Da die Albumosen rein äußerlich und praktisch vor dem Tuberkulin Vorzüge haben, so will er das Tuberkulin durch Deuteroalbumosen substituieren (Köhler).

Buchner[24)] erklärt die Tuberkulinwirkung für keine spezifische, infolgedessen ist nach ihm das Mittel auch nicht imstande, eine spezifische Immunität gegen Tuberkulose zu schaffen. Er vermochte ebenso wie Römer[25)] durch verschiedene Bakterienproteine ähnliche Reaktionen zu erzeugen.

Ferner gelang es Winternitz,[26)] durch mehrere chemisch einfache Körper (Krotonöl, Silbernitrat usw.) nach subkutaner Injektion derselben eine lokale Entzündung, Leukocytose und Temperatursteigerung hervorzurufen. Infolgedessen spricht Winternitz sich gegen die spezifische Wirkung des Tuberkulins und der Bakteriengifte überhaupt aus.

Danach hat, wie Köhler[11)] hervorhebt, die Frage ihre volle Berechtigung, ob eine Reihe reizender Substanzen direkt Fieber zu erzeugen imstande sei, so daß die Eiweißderivate nicht erforderlich wären. Möglicherweise könnte es sich bei dem Auftreten von

Fieber auch um eine Sekundärwirkung handeln, infolge der Bildung pyrogen wirkender, nicht assimilierbarer Eiweißkörper auf Grund der Injektion reizender Stoffe. Köhler ist geneigt, mit Matthes die Fieberwirkung des Tuberkulins zurückzuführen auf eine Ausschwemmung pyrogener Stoffe in Gestalt der Albumosen, welche nach den Versuchen von Matthes imstande sind, Fieber zu erzeugen.

Diesen Ausführungen muß man entgegenhalten, daß das Tuberkulin imstande ist, durch Einverleibung viel geringerer Dosen Reaktionen auszulösen wie die Deuteroalbumosen. Einen weiteren Stoß bekam die Matthes'sche Hypothese von der fiebererregenden Wirkung der im tuberkulösen Gewebe aufgespeicherten und durch das Tuberkulin ausgeschwemmten Albumosen durch die Versuche von Preissich und Heim,[27]) aus denen hervorgeht, daß das Vorhandensein von tuberkulösem Gewebe zur Auslösung einer Tuberkulin-Reaktion nicht nötig ist, sondern daß dieselbe dann schon erfolgen kann, wenn Tuberkelbazillen in einer Membran eingeschlossen sind, die die Osmose ermöglicht (Einschließen von Tuberkelbazillen in ein Kollodiumsäckchen und Einnähen in die Bauchhöhle).

Köhler versucht die Klippe — nach meiner Ansicht nicht ganz mit Glück — zu umgehen mit einer Hypothese Marmoreks.[28]) Nach dieser ist das Tuberkulin nur ein vorbereitender Stoff, der die in tuberkulösen Herden vorhandenen Tuberkelbazillen veranlaßt, ein von ihnen ganz verschiedenes Gift zu produzieren, das dann in das Blut gelangt und die Fieberreaktion hervorruft. Handelt es sich bereits um vorgeschrittene Tuberkulose, so ist der Körper bereits derartig mit diesen Giftstoffen gesättigt, daß es zu einer Reaktion nicht mehr kommt. Köhler kombiniert die Hypothese von Matthes und Marmorek und nimmt nun ohne weiteres an, daß die von den Tuberkelbazillen ausgeschiedenen Substanzen den Albumosen nahe stehen, unter der Tuberkulineinwirkung ausgeschieden werden und die Reaktion veranlassen. Köhler gibt diese schwache Stelle seiner Anschauung, wie der Matthes'schen Hypothese überhaupt zu, indem er selbst darauf aufmerksam macht, daß nicht selten Gesunde bei verschieden hohen Dosen Tuberkulin reagieren, bei denen doch von den fraglichen Ausschwemmungsvorgängen keine Rede sein kann. Er schränkt dieses Zugeständnis allerdings wieder dadurch ein, daß er meint, es können sehr wohl bei klinisch Gesunden Tuberkelbazillen im Organismus kursieren, die, ohne pathologische Ver änderungen hervorzurufen, doch imstande sind, pyrogene Stoffe im Sinne Marmoreks zu eliminieren; andererseits sei aber auch nachgewiesen, daß die Wärmeregulierung außerordentlich labil ist und daß es infolgedessen wohl möglich sei, daß die Temperatursteigerung eine Folge der Reizung der wärmeregulierenden Zentren durch eingeführte toxische Substanzen sei.

Daß im anscheinend gesunden Körper Tuberkelbazillen im Organismus vorhanden sein können, die nach Injektionen von Alttuberkulin eine Reaktion auszulösen imstande sind, davon bin auch ich nach meinen klinischen Erfahrungen fest überzeugt. Darauf macht auch E. Neißer in seinem Referat auf der II. Versammlung der Tuberkulose-Ärzte aufmerksam.

Löwenstein und Rappoport[29]) betrachten als Ursache der Tuberkulin-Reaktion die Gift-Überempfindlichkeit des tuberkulösen Organismus.

v. Babes[30]) nimmt an, daß im tuberkulösen Herd bereits Tuberkulin vorhanden ist. Das neu zugeführte Tuberkulin summiert sich dazu und beide lösen die spezifische Reaktion aus (Additionstheorie).

Wassermann und Bruck[31]) kommen am Schluß ihrer sehr bemerkenswerten Studien über die Wirkung von Tuberkelbazillenpräparaten auf den tuberkulös erkrankten Organismus zu folgenden Schlußsätzen: Die spezifische Reaktion des tuberkulösen Organismus tritt ein, weil das Tuberkelbazillenpräparat durch seinen Antikörper in das Gewebe hineingezogen wird und bei diesem Vorgange die gewebseinschmelzenden Kräfte des Organismus an dieser bestimmten Stelle konzentriert werden. Die Abstumpfung tritt ein, *weil durch* die Vorbehandlung mit Tuberkelbazillenpräparaten *Antistoffe* gegen diese im freien Blute auftreten, welche durch vorheriges Abfangen jene Präparate hindern, in das tuberkulöse Gewebe zu gelangen. Um zu diesen Schlüssen zu gelangen, wiesen sie zuerst nach, daß in tuberkulösen Organen Tuberkulin und Antituberkulin nebeneinander vorkommen. Das Tuberkulin entsteht hier ähnlich wie in den Kulturen beim Zugrundegehen von Tuberkelbazillen in den tuberkulösen Herden, wobei diese von den Zellen und Flüssigkeiten des Organismus aufgelöst und ausgelaugt werden. Dabei geht also Tuberkulin in die umgebende Flüssigkeit über. Das Antituberkulin wurde ebenfalls von ihnen nachgewiesen. Es wurde schon von vornherein vermutet, da Untersuchungen von Wassermann und Citron[32]) gelehrt hatten, daß jeder zur Antikörperbildung fähige Stoff an jeder Stelle lebenden Gewebes, an der er sich befindet, Antikörper zu bilden vermag. Sie dehnten dann ihre Untersuchungen noch weiter aus und fanden, daß bei einer großen Zahl untersuchter, nicht spezifisch vorbehandelter tuberkulöser Individuen in deren tuberkulösen Geweben Antikörper gegen die Tuberkelbazillenpräparate vorhanden sind.

Das Serum ist von diesen Stoffen frei. Injiziert man derartigen Personen ein Tuberkelbazillenpräparat, so muß das Präparat kraft seiner Avidität zu seinem Antikörper an diesen herangehen. Da dieser letztere im tuberkulösen Gewebe seinen Sitz hat, so geht deshalb das Tuberkelbazillenpräparat in das tuberkulöse Organ. Die lokale Reaktion, die Einschmelzung des tuberkulösen Gewebes, führen sie darauf zurück, daß bei der Vereinigung von Tuberkelbazillenpräparat und Antikörper die im Blute vorhandenen eiweißverdauenden Faktoren in dem tuberkulösen Gewebe konzentriert werden, was sie noch weiter in ihrer Arbeit ausführen. Die Allgemeinreaktion, das Fieber, setzt sich nach Wassermann und Bruck aus 2 Faktoren zusammen: 1. aus einer nicht spezifischen Ursache, die allen Bakterienpräparaten gemeinschaftlich ist, indem alle bei der Injektion Fieber erzeugen, und 2. aus einer direkten Folgeerscheinung der spezifischen Wirkung der Tuberkelbazillenpräparate auf das tuberkulöse Gewebe, wobei lösliche Verdauungsprodukte entstehen, die resorbiert werden und Fieber erzeugen. Sind die erwähnten Antikörper bereits in das Blut übergetreten, so wird das etwa injizierte Tuberkulin ganz oder teilweise schon im Blute vom Antituberkulin in Beschlag genommen. Damit muß dann auch die Reaktion ausbleiben, weil kein Tuberkulin an den tuberkulösen Herd gelangt. Der günstigste Fall für die Wirkung des Tuberkulins ist demnach der, daß nur im tuberkulösen Gewebe Antituberkulin ist, im Blute aber überhaupt nicht; am ungünstigsten ist es, wenn das Blut mit den Antikörpern überladen ist. Diese Anschauungen stimmen sehr gut mit praktischen Erfahrungen bei der Tuberkulinbehandlung überein. Daraus erklärt sich auch sehr gut die Tatsache, daß man mit einer Tuberkulinkur häufig nicht zum Ziel kommt. Im Laufe der Behandlung kommt es mit großer Wahrscheinlichkeit zu einer massenhaften Bildung von Antituberkulin, das sich auch in großen Mengen im Blute findet. Unter diesen Umständen kann dann das eingeführte Tuberkulin nicht bis zum tuberkulösen Herd gelangen, da es im Blute abgefangen wird. An dieser Antikörperbildung scheitert ja teilweise überhaupt jede längere Zeit fortgesetzte Serumbehandlung und der Vorteil von Heilsera bei akuten Krankheiten (Diphtherie) ist damit auch genügend erklärt. Die klinische Erfahrung spricht dafür, daß nach Abbruch der Serum- resp. Tuberkulinbehandlung diese Antikörper allmählich wieder ausgeschieden werden. Somit findet die Petruschky-sche Forderung einer Etappenbehandlung hierin eine genügende wissenschaftliche Erklärung.

Weil und Nakajama[33]) haben die Untersuchungen von Wassermann und Bruck nachgeprüft und kommen zu dem Resultat, daß der Beweis des Gehalts von Antituberkulin im tuberkulösen Gewebe, dessen Vorhandensein ja nicht unmöglich wäre, durch die Versuche der beiden Autoren nicht erbracht ist. Sie machen besonders auf den Widerspruch aufmerksam, daß Tuberkulin und Antituberkulin im tuberkulösen Gewebe nebenher vorkommen sollen, ohne daß das Antituberkulin das Tuberkulin verankert, während das im Blute befindliche, räumlich entferntere Tuberkulin von demselben Antituberkulin verankert werden soll. Die Tatsache, daß nach längeren Injektionen organischer und anderer Körper Antikörper gegen diese auftreten, wird natürlich durch diese Versuche nicht in Frage gestellt.

Schließlich erwähne ich noch die Hypothese Ehrlichs[34]) über das Zustandekommen der Tuberkulin-Reaktion, die nach meiner Ansicht sehr viel für sich hat, da sie uns sehr gut erklärt, daß häufig die Stärke der allgemeinen Tuberkulin-Reaktion umgekehrt proportional ist der Ausbreitung des tuberkulösen Prozesses, und ferner auch die auffallende Tatsache, daß häufig Kranke mit sehr weit ausgedehnter Tuberkulose trotz Nachweis von Tuberkelbazillen im Auswurf auch auf große Dosen Tuberkulin nicht reagieren. Ehrlich nimmt einen tuberkulösen Herd an, in dem die Tuberkelbazillen das Tuberkulin produzieren.

Dieses durchtränkt diejenige Zellschicht, welche den tuberkulösen Herd unmittelbar umgibt. Auf diese Zellschicht folgt — wie die Schale einer Zwiebel — eine zweite, vom Tuberkulin weniger in Mitleidenschaft gezogene Zellschicht. Schließlich kommt dann eine Zellschicht, welche zwar durch das vom tuberkulösen Herd gelieferte Tuberkulin in Mitleidenschaft gezogen, aber nicht vollständig durchtränkt ist. Dem normalen Gewebe gegenüber ist nun das Tuberkulin absolut unwirksam, ebenso wie dem hochgradig tuberkulösen, mit Tuberkulin vollständig gesättigten gegenüber. Die Reaktion spielt sich in den Zellen ab, deren Widerstandsfähigkeit durch das Tuberkulin, das dort ganz diffundiert ist, gebrochen ist, die aber noch nicht, wie die dem tuberkulösen Herd am nächsten anliegende Schicht, durch das dort erzeugte Tuberkulin gewissermaßen immunisiert sind. Die Folge der lokalen Entzündung ist die Erhöhung der Körpertemperatur.

Köhler[11]) läßt die Ehrlich'sche Hypothese mangels biologischer Erklärungen nicht gelten. Von einer Proportionalität zwischen Ausdehnung des tuberkulösen Prozesses und der Stärke der allgemeinen Reaktion kann man nach Köhler nicht sprechen. Die Reaktionslosigkeit des Organismus bei stark vorgeschrittener Tuberkulose auf Tuberkulin erklärt er durch Gewöhnung des Organismus an das Gift, worunter er sich biologisch eine Herabsetzung der Giftsensibilität der Zelle, eine Passivität vorstellt, welche in einer Hemmung der vital-energetischen Reaktionsfähigkeit der Zellen besteht.

Die Zelle ist eben nicht mehr imstande, auf Reize bestimmter Art zu reagieren. Diese Tatsache aus der Zellular-Pathologie ist ja von großer Bedeutung auch bei der therapeutischen Anwendung von Tuberkulinpräparaten. Hat die menschliche Zelle dieses physiologische Vermögen nicht, antwortet sie auf gewisse Reize, speziell den Reiz des Tuberkulins nicht mehr, dann hat auch das Heilverfahren keine Aussicht auf Erfolg. Hätte man diese physiologische Tatsache schon bei den ersten Heilverfahren mit dem Koch'schen Mittel nach Bekanntmachung desselben mehr gewürdigt, dann wäre ein derartiger plötzlicher Umschwung in der Tuberkulinfrage nicht möglich gewesen.

Was die Angaben Kochs über den Heilungsverlauf der Meerschweinchen-Tuberkulose noch Tuberkulin-Injektionen betrifft, so haben spätere Arbeiten von Pfuhl[35]) und Kitasato[36]) aus dem Koch'schen Institut nachgewiesen, daß sich der Heilungsvorgang in anderer Weise vollzieht, als Koch ursprünglich angegeben hatte. Aus diesen Arbeiten geht hervor, daß mit Tuberkulin behandelte Meerschweinchen nur länger — etwa die doppelte Zeit — am Leben erhalten bleiben, als nicht behandelte Tiere. Dabei beobachtet man, daß die nicht behandelten Tiere hauptsächlich an einer Tuberkulose der Unterleibsorgane sterben, während die Lungentuberkulose wenig vorgeschritten ist. Bei den tuberkulinisierten Tieren dagegen war die Tuberkulose der Impfstelle und der Unterleibsorgane entschieden günstig beeinflußt, während der tuberkulöse Prozeß in den Lungen derartig vorgeschritten war, daß er für den tödlichen Ausgang verantwortlich gemacht werden mußte. Anscheinend hatte das Mittel auf die Lungentuberkulose der Meerschweinchen gar keinen Einfluß.

Nachprüfungen von Baumgarten[37] haben überhaupt keine Bestätigung der Koch'schen Versuche ergeben. Baumgarten will sogar eine direkt ungünstige Beeinflussung des Mittels festgestellt haben.

Auch die Hypothese Kochs über die feineren pathologisch-anatomischen Vorgänge an tuberkulösen Herden nach Tuberkulin-Injektionen ist nicht allgemein angenommen worden. So lehnt insbesondere C. Spengler[38] die Vermutung Kochs, daß nach den Injektionen die nekrotische Substanz um die Tuberkel herum zunehme, ab. Nach ihm handelt es sich um eine spezifische, serös-plastische Entzündung um den Herd herum (Köhler).

Nach Dönitz[39] bewirkt das Tuberkulin in der Umgebung tuberkulöser Herde Blutfülle, Blutstauung, Hämorrhagien, Ödem, Ansammlung von Leukocyten usw. Alle diese Vorgänge charakterisieren sich im Verein mit dem gleichzeitig vorhandenen Fieber als Entzündungserscheinungen. Der Grad der Entzündung richtet sich nach Dönitz nach der Menge des injizierten Tuberkulins.

Gegen diese Anschauung von Dönitz macht Köhler[11] mit Recht gewisse Einwände. Insbesondere weist er die Angabe zurück, daß die Schwere der Entzündung sich nach der Menge des Tuberkulins richte. Das wird jeder zugeben müssen, der sich längere Zeit hindurch mit diagnostischer und therapeutischer Tuberkulin-anwendung beschäftigt hat. Köhler bringt weiterhin eine ausführliche Besprechung der Arbeiten und Diskussionen, die sich mit den pathologisch-anatomischen Veränderungen, welche das Tuberkulin im Organismus hervorruft, beschäftigen.

Eine besondere Beachtung verdienen dabei die Angaben Zieglers.[40] Er fand nach Tuberkulin-Injektionen Entzündungen in der Umgebung des Tuberkels oder zwischen den Tuberkeln, wobei es zu einer stärkeren Durchfeuchtung des Gewebes, Abscheidung von Fibrin und Ansammlung von Leukocyten kommt. Diese Entzündung kann unter ungünstigen Umständen dazu führen, daß es zu einer Verflüssigung resp. Vereiterung des Gewebes in der Umgebung des

Tuberkels kommt, was natürlich unter Umständen für den menschlichen Organismus schädliche Folgen haben kann (siehe Tuberkulingefahren). Auch der Tuberkel wird stärker durchfeuchtet, zahlreiche Leukocyten können in ihn eindringen. Die Zerstörung des Tuberkels kann dann entweder erfolgen durch Zerfall desselben oder durch Einkapselung. Etwas für Tuberkulin Spezifisches haben jedoch diese Veränderungen nach Ziegler nicht. Sie finden sich, wenn auch schwächer angedeutet, bei Tuberkuloseformen, die nicht mit Tuberkulin behandelt wurden.

Die anatomischen Veränderungen nach Tuberkulinanwendung faßt Köhler[11]) in folgendem zusammen: Durch die Einwirkung des Tuberkulins werden in der Umgebung der Tuberkel und sekundär in den Tuberkeln selbst Veränderungen hervorgerufen, welche in derselben Weise auch sonst vorkommen, also einer pathologisch-physiologischen Norm entsprechen, aber bei Nichtbehandelten sich langsamer und allmählicher vollziehen, bei der Tuberkulinbehandlung dagegen rascher und energischer verlaufen.

Es liegt nahe, bei der Erörterung der pathologisch-anatomischen Veränderungen an tuberkulösen Geweben auch der sog. Tuberkulingefahren zu gedenken.

Schon bald nach den ersten Mitteilungen Kochs berichteten hauptsächlich pathologische Anatomen über Propagation, Verschlimmerung tuberkulöser Affektionen und sogar Todesfälle nach Tuberkulin-Injektionen. Insbesondere waren es Virchow, Ziegler, Heubner u. a., die solche Fälle mitteilten. Derartige Fälle sollen so entstehen, daß das in der Umgebung der Tuberkel infolge Tuberkulineinwirkung erweichte Gewebe, wie auch die erweichten Tuberkel selbst zerfallen und daß bei diesem Zerfall Tuberkelbazillen in die Lymph- und Blutbahn gelangen können.

Daß die von Virchow gegen das Tuberkulin inaugurierte Propaganda übertrieben war, steht heute wohl allgemein fest. Immerhin hat diese Ansicht Virchows sehr dazu beigetragen, daß das Tuberkulin in Mißkredit kam, und auch heute noch wird einem häufig von Leuten, die sich gegen Tuberkulinanwendung ablehnend verhalten, mit seltener und immer wiederkehrender Beharrlichkeit die Ansicht Virchows entgegengehalten. Und doch sind auch des großen Pathologen Lehren und Ansichten nicht frei von Irrtümern geblieben. Es muß wohl auf Grund des vorliegenden Materials zugegeben werden, daß im Beginn der Tuberkulinära, wo man mit verzeihlichem Enthusiasmus sämtliche Tuberkulöse — am häufigsten wohl die schwersten Fälle — mit Tuberkulin behandelte, derartige unangenehme Nebenwirkungen resp. üble Folgen aufgetreten sind. Jedenfalls ist es Tatsache, daß in späterer Zeit, wo man sich mehr und mehr die Koch'schen Prinzipien und Vorschriften für eine sachgemäße Tuberkulinanwendung zu eigen machte, diese Zufälle immer seltener wurden und schließlich wohl ganz aufhörten. Petruschky[3]) betont, daß eine Mobilisierung der Tuberkelbazillen durch Tuberkulin niemals zu fürchten ist; er hat in 13 Jahren nicht einen einzigen derartigen Fall erlebt bei vielen Tausenden von Tuberkulineinspritzungen. So betont auch E. Neißer[41]) auf der II. Versammlung der Tuberkulose-Ärzte am 24.—26. November 1904, daß in dem Jahre keine Fälle mitgeteilt sind, die weitgehende Schlüsse zuungunsten des Tuberkulins erlaubten. Und wie groß ist dabei die Zahl der in deutschen und anderen Ländern in Krankenhäusern, Heilstätten, Beobachtungsstationen usw. gemachten Tuberkulin-Injektionen. Bei der großen Menge von Tuberkulin-Impfungen hätte sich dann ja auch die Zahl der Fälle von akuter Miliartuberkulose steigern müssen, was tatsächlich nicht der Fall ist. Natürlich wird jemand, der mit stetiger Abneigung das Tuberkulin anwendet, auch alles mögliche bei seinen Fällen zuungunsten des Tuberkulins herausfinden können.

Für den, der sich mit Tuberkulinbehandlung objektiv methodisch und jahrelang beschäftigt hat, drängt sich immer wieder der Gedanke auf, daß derartige Berichte übertrieben oder falsch gedeutet sind. Im Koch'schen Institut sind, soweit mir bekannt ist, Tausende von Tuberkulin-Injektionen ohne jeglichen Schaden gemacht worden. Dasselbe kann ich vom großen Tuberkulosematerial des Stettiner Stadt-Krankenhauses, das mir teils aus persönlicher Erfahrung, teils nach Bericht zur Verfügung steht, behaupten.

Ebenso kenne ich keinen Fall von Tuberkulose, den ich während meiner hiesigen Tätigkeit mit Tuberkulin behandelt habe, der eine ausgesprochene Wendung zum Schlechteren nach der Tuberkulinbehandlung genommen hätte. Eine unbedingte Voraussetzung für die Vermeidung ungünstiger Neben- und Folgeerscheinungen nach Tuberkulinanwendung ist allerdings die Forderung, daß man sich vorher mit der ganzen Tuberkulinfrage — am besten aus eigener Anschauung unter geeigneter Anleitung — vertraut gemacht hat.

Auf die klinischen Erscheinungen und die klinische Bedeutung der diagnostischen Tuberkulin-Reaktion, sowie auf die Methodik der diagnostischen und therapeutischen Anwendung des alten Tuberkulins komme ich im speziellen Teil meiner Arbeit ausführlicher zurück. Es erübrigt, noch auf die weitere Geschichte der Tuberkulinpräparate und auf einige weitere Punkte einzugehen.

In einer später veröffentlichten Mitteilung (April 1897) berichtete Koch[42]) über neue Tuberkulinpräparate, von denen namentlich ein Präparat (T. R.) die Fähigkeit besitzen soll, gegen die tuberkulöse Infektion direkt zu immunisieren. Koch versuchte zuerst diese Immunität dadurch zu erreichen, daß er abgetötete Tuberkelbazillen bei Tieren subkutan oder intraperitoneal injizierte. Aber die subkutan injizierten Tuberkelbazillen verursachten Eiterungen und die Resorption war eine äußerst mangelhafte; auch die intraperitoneale Verimpfung hatte allerlei unangenehme Folgeerscheinungen. Koch ging deshalb dazu über, die bakteriell immunisierenden Substanzen der Tuberkelbazillen durch Verarbeitung der Bazillen zu erhalten. Die Tuberkelbazillen besitzen eine Hülle von Fetten resp. Wachsarten, wodurch sie gegen chemische und physikalische Behandlungsmethoden ziemlich widerstandsfähig sind und woraus sich auch die schwere Resorbierbarkeit der Bazillen erklärt. Koch ist es nun gelungen, diese Hülle zu sprengen und die Tuberkelbazillen gewissermaßen aufzuschließen. Er ging dabei folgendermaßen vor. Die lebenden Kulturen wurden gut getrocknet und dann ohne irgend welchen Zusatz im Achatmörser mit einem Achatpistill verarbeitet, bis man in dem so erhaltenen feinen Pulver intakte Bazillen weder mikroskopisch noch durch das Tierexperiment nachweisen konnte. Diese fein zerriebenen Bazillen wurden dann mit Wasser aufgeschwemmt und die Aufschwemmungen zentrifugiert. Dabei entstand eine klare, schwach gelbgefärbte Flüssigkeit und ein weißer Bodensatz. Letzterer wurde wieder getrocknet, dann im Mörser verarbeitet, mit Wasser versetzt und zentrifugiert. Nach mehrfachem Wiederholen dieser Prozedur gelang es, die Gesamtmenge der Bazillen in eine Reihe leicht opaleszierender Lösungen überzuführen, welche unter sich alle vollständig gleichartig waren bis auf die zuerst erhaltene gelbgefärbte Lösung. Die letztere, welche Koch als T. O. bezeichnete, enthält die löslichen und toxischen Bestandteile der Bazillen, steht also in ihren Eigenschaften dem gewöhnlichen Tuberkulin (alt) sehr nahe, während alle übrigen Flüssigkeiten die unlöslichen Bazillenbestandteile, von Koch mit T. R. bezeichnet, in äußerst feiner, emulsionsartiger Verteilung enthielten. Dieses T. R. ist das so bezeichnete Neutuberkulin Koch. Das T. R. wird wie' das alte Tuberkulin von den Farbwerken vorm. Meister, Lucius & Brüning in Höchst a. M. hergestellt. Die Flüssigkeit ist zum Schutze vor Zersetzung mit einem Zusatz von 20 % Glyzerin versehen.

Das neue Tuberkulin Koch (T. R.) enthält in 1 ccm 10 mg feste Substanz; 1 ccm Lösung kostet 8,50 M.

Über die Herstellung der Verdünnungen und den Modus der Injektionen bei seiner therapeutischen Anwendung — und nur diese kommt bei dem Mittel in Betracht — werde ich im speziellen Teil genauere Angaben machen.

Hervorgehoben soll noch einmal werden, daß es sich beim T. R. um eine Bakterienimmunität handelt im Gegensatz zur Toxinimmunität des alten Tuberkulins. Koch selbst ist es gelungen, durch Einverleibung möglichst großer Dosen T. R. Meerschweinchen vollkommen zu immunisieren, so daß sie wiederholte Impfungen mit virulenten Kulturen ertragen haben, ohne infiziert zu werden. Er hat ferner tuberkulös infizierte Meerschweinchen durch eine möglichst frühzeitig eingeleitete Behandlung geheilt oder wenigstens gebessert, indem ausnahmslos mehr oder weniger weit vorgeschrittene regressive Veränderungen an den beim Beginn der Behandlung bereits tuberkulös gewesenen Organen gefunden wurden. Auch beim Menschen hat Koch das neue Präparat in einer großen Anzahl geeigneter Fälle (keine Mischinfektion, keine Komplikation, beginnende tuberkulöse Erkrankung) eine bedeutende Besserung — er vermeidet das Wort Heilung wegen zu kurzer Beobachtung — erreichen können. Unangenehme Nebenwirkungen oder üble Folgen hat er bei Anwendung dieses Mittels nicht erlebt. Baumgarten[43] und Huber,[44] welche die Koch'schen tierexperimentellen Untersuchungen kontrollierten, konnten die von Koch angegebenen günstigen Einwirkungen des T. R. auf tuberkulöse Meerschweinchen und Kaninchen nicht bestätigen. Baumgarten resümiert: Kleine Dosen bringen keinen Vorteil, und je größer man die Dosen nimmt, um so größer wird der Nachteil. Doch sind diese Versuche von mehreren als nicht ganz einwandfrei zurückgewiesen (Petruschky,[45] Beck,[46] Ströbe).[47]

Ströbe trat besonders der Auffassung Baumgartens entgegen, daß die gesteigerten entzündlichen Erscheinungen an tuberkulösen

Organen nach T. R.-Injektionen schon an und für sich ohne weiteres für den Ausdruck eines maligneren Verlaufs der Tuberkulose angesehen werden müssen. Ströbe hält es sogar für wahrscheinlich, daß gerade die durch das T. R. hervorgerufenen reaktiven entzündlichen Erscheinungen in den Körpergeweben es sind, welche mit Schuld an der daselbst erfolgenden Abschwächung der Tuberkelbazillen ·tragen. Aufgabe sachgemäßer Behandlung ist es, die entzündliche Phase in den richtigen Grenzen zu halten.

Auch über die therapeutische Wirkung des Mittels gehen die Ansichten sehr auseinander. Spengler,[8] E. Neißer,[48] Baudach,[9] Götsch[4] u. a. haben gute Erfolge gesehen. Neißer verwendet das T. R., wenn das alte Tuberkulin wegen unsicherer Temperatur, leichter Fiebersteigerungen usw. nicht anwendbar ist oder um sonst geeignete Fälle mit tuberkulösem Fieber oder subfebriler Temperatur für eine später vorzunehmende Behandlung mit Alttuberkulin zu entfiebern. In einigen Fällen, in denen völlig normale Temperatur nicht zu erzielen war und der Fall doch nicht ungünstig und für Tuberkulinisierung geeignet erschien, hat derselbe Autor das T. R. auch weiter zur spezifischen Kur benutzt und in mehreren Fällen, speziell von Bauchfell-, Blasen-, Nieren- und auch Lungentuberkulose, mit augenscheinlichem Erfolg. Auf die ausgezeichneten Resultate v. Hippels[14] bei der Tuberkulose des Auges habe ich bereits im Eingang meiner Arbeit hingewiesen.

Über die Wirkung des neuen Tuberkulins (T. R.) auf Gewebe- und Tuberkelbazillen hat Ströbe[17] ausgedehnte experimentelle Untersuchungen angestellt.

Bei seinen Heilversuchen mit T. R. an tuberkulös infizierten Meerschweinchen ist es Ströbe nicht gelungen, durch die T. R.-Behandlung auch nur annähernd einen Zustand hervorzurufen, welcher in anatomischer und bakteriologischer Hinsicht als eine Heilung der Tuberkulose bezeichnet werden könnte. Durch Impfexperimente, welche Ströbe mit verschiedenen Organteilen der mit T. R. behandelten Tiere an Meerschweinchen ausführte, konnte er nachweisen, daß die tuberkulösen Produkte der mit T. R. behandelten Tiere noch lebens- und infektionsfähige Tuberkelbazillen enthielten.

Dabei ergab sich aber doch die wichtige Tatsache, daß diese Bazillen durch die Einwirkung des T. R. insofern eine Abschwächung ihrer Virulenz erlitten hatten, als die durch Verimpfung von Organteilen mit T. R. behandelter Tiere hervorgerufene Tuberkulose einen außerordentlich langsamen Verlauf nahm. Ströbe erblickt hierin mit Recht einen bedeutsamen Effekt der T. R.-Behandlung, der im Sinne einer Heilwirkung zu deuten ist. Er beobachtete bei seinen experimentellen Studien zwei Phasen in der Wirkung des T. R. auf tuberkulöse Organe; die erste Phase ist gekennzeichnet durch entzündliche und proliferative Prozesse in den tuberkulösen Herden, die zweite Phase ist gekennzeichnet durch Rückbildungsprozesse im tuberkulösen Gewebe und regenerative Tätigkeit der Organparenchyme (siehe unten).

Will man den Nutzen und die Resultate dieser Versuche auf den Menschen übertragen, so darf man natürlich nicht vergessen, daß die Tuberkulose der Meerschweinchen infolge außerordentlicher Empfänglichkeit dieser Tiere für Tuberkulose einen rapiden Verlauf nimmt. Darin wird ja meines Erachtens gerade in der Tuberkulinfrage so viel gesündigt, daß man ohne weiteres derartige Tierexperimente auf den Menschen überträgt.

Als eine weitere unter dem Einfluß des T. R. zustande kommende Heilwirkung betrachtet Ströbe auch die Schließung und Vernarbung der großen Ulcera an den Impfstellen und die Verbreiterung der interstitiellen Bindegewebszüge bei den behandelten Tieren.

Späterhin geht nach Ströbe diese Volumsvermehrung des interstitiellen Bindegewebes offenbar zurück und es tritt die auch von Koch · in seinem anatomischen Berichte erwähnte narbige Retraktion und Schrumpfung ein. Die entzündlichen Erscheinungen an den tuberkulösen Organen der mit T. R. behandelten Tiere sind nach Ströbe entschieden geringer als beim alten Tuberkulin, so daß die Gefahr der Verschleppung von Tuberkelbazillen mit dem verstärkten Lymphstrom aus den entzündlich aufgelockerten Geweben bei dem T. R. weniger in Betracht kommt.

Die Immunisierungsversuche Ströbes an Meerschweinchen fielen negativ aus. Alle mit T. R. vorbehandelten und nachher mit Tuberkelbazillen geimpften Tiere zeigten bei der Sektion Allgemeintuberkulose von weitester Verbreitung und schwerster Form. Somit stehen die Ergebnisse seiner Immunisierungsversuche zu denjenigen Kochs in direktem Gegensatz. Der Schlüssel dieses Rätsels liegt nach Ströbe vielleicht im T. R. selbst begründet. Vielleicht hatte das von Koch in seinem eigenen Laboratorium hergestellte Präparat wirksamere Prinzipien als das später fabrikmäßig hergestellte Präparat.

Bald nach der Ströbe'schen Mitteilung erschien eine Arbeit von Beck,[46]) die sich mit demselben Gegenstande beschäftigte.

Beck erzielte mit T. R. bei Meerschweinchentuberkulose eine sehr günstige Beeinflussung des Krankheitsprozesses. Den Beweis für eine tatsächliche definitive Ausheilung der experimentellen Meerschweinchentuberkulose mit vollständiger Abtötung der Tuberkelbazillen hat er jedoch nicht erbracht. Andererseits kann man auch aus den anderen dort veröffentlichten Experimenten eine prophylaktisch immunisierende Wirkung des T. R. nicht sicher annehmen (Ströbe).

Von den übrigen dasselbe Thema behandelnden Arbeiten erwähne ich noch die experimentellen Untersuchungen Schiecks.[49]) Schieck stellte sich die Aufgabe, die Wirkung des T. R. auch auf experimentellem Wege an künstlich hervorgerufener Iris- und Kornealtuberkulose zu prüfen, um zu sehen, ob die an Tieren hervorgerufenen Krankheitsprozesse in ähnlicher Weise wie die menschliche Iristuberkulose in seinen klinischen Fällen durch die Injektion beeinflußt werden. Er kommt zu folgenden Schlußsätzen:

I. Eine immunisierende Wirkung des T. R. existiert nicht.

II. Das Tuberkulin T. R. ist nicht imstande, in jedem Falle von experimenteller Korneal- oder Iristuberkulose des Kaninchens eine Heilung herbeizuführen.

III. Jedenfalls verlaufen aber auch die mit T. R. behandelten Tuberkulosen nicht maligner als die nicht behandelten.

IV. Das Studium der Tuberkulinwirkung am Kaninchenauge kann kein völlig exaktes sein, da auch ohne Tuberkulin sichere Heilungen vorkommen, und zwar meistens begünstigt durch Ernährungsstörungen des vorderen Bulbusabschnittes infolge von Seclusio und Occlusio pupillae.

Schieck fährt dann weiter fort: Vergleichen wir die durch das Studium der Tuberkulinwirkung bei menschlicher Iristuberkulose gewonnene Beobachtung, daß das Mittel von dem größten Werte ist, mit dem unsicheren Resultate des Tierexperiments, so stehen wir vor einem auf den ersten Blick vielleicht rätselhaften Widerspruche. Diese sichtbare Differenz erklärt Schieck in folgendem:

Bei dem Prozesse, den wir als Iristuberkulose am Menschen kennen lernen, handelt es sich um eine zumeist schleichende Entzündung endogenen Ursprungs unter Neubildung von kleinen oder größeren Knötchen innerhalb des Irisgewebes selbst mit spärlichem Bazillengehalt, während die experimentelle Iristuberkulose von Bazillenhaufen ausgeht, die entweder frei auf der Irisfläche oder in künstlich geschaffenen Verletzungen der Iris liegen. Wie von allen Seiten bestätigt wird, besteht aber die Wirkung des Tuberkulins nicht in der Tötung der Bazillen, sondern in der Anregung des die Tuberkel umgebenden Gewebes zur Reaktion gegenüber den Herden und Anbildung von Narbengewebe nach vorausgegangener Exsudation in die Neubildungen hinein. Einer großen Menge von Bazillen gegenüber, die anfänglich außerhalb des Gewebes liegt und, wie ich mehrfach konstatieren konnte, nur von einem zellenreichen, aber bindegewebsarmen Gewebe umwuchert wird, zum Teil ohne daß die Zoogloeaklumpen sich auflösen, wird daher das Mittel nur wenig ausrichten können; in dem innerhalb der bindegewebsreichen Iris entstehenden, noch dazu bazillenarmen menschlichen Tuberkel findet das Tuberkulin aber die denkbar günstigsten Bedingungen für den Erfolg seiner Wirkung. Diese Erwägungen Schiecks dürften sich auch auf die übrigen Impftuberkuloseformen in gewisser Weise anwenden lassen.

An dieser Stelle erwähne ich schließlich beiläufig, daß nach Sahli[50]) die therapeutische Wirkung des Tuberkulins nur eine sog. aktiv immunisatorische Wirkung ist; sie soll auf einer allgemeinen, durch Einverleibung langsam gesteigerter Tuberkulindosen erzielten Unempfindlichmachung des Organismus gegen das chemische Tuberkulingift, auf einer Giftfestigung beruhen.

Damit verlasse ich das Neutuberkulin T. R. und wende mich zu der letzten Arbeit Kochs[51]) nach dieser Richtung hin: Über die Agglutination der Tuberkelbazillen und über die Verwertung dieser Agglutination. Dabei bemerke ich, daß ich in den letzten Jahren Versuche über die Agglutination des Blutserums Tuberkulöser nicht mehr gemacht habe, mich aber früher häufig genug von der Richtigkeit der Koch'schen Angaben zu überzeugen Gelegenheit gehabt habe. Koch ging von der bekannten Beobachtung aus, daß das Blutserum von Menschen, welche an Typhus, Cholera u. a. erkrankt waren, auf die Typhus- und Choleraerreger agglutinierend einwirkt. Der Gedanke lag nahe, ob nicht auch das Blutserum tuberkulöser Individuen ein derartiges agglutinierendes Vermögen auf Tuberkelbazillen besitze und ob man nicht im positiven Falle ein diagnostisches Reagens auf Tuberkulose damit gewinnen könne. Die Schwierigkeit derartiger

Untersuchungen war nun darin begründet, daß die Tuberkelbazillen in ihren Kulturen kompakte Massen bilden, also gleichsam bereits agglutiniert sind. Arloing und Courmont[52]) umgingen diese Schwierigkeit, indem sie homogene Tuberkelbazillenkulturen herstellten. Da indessen die Herstellung derartiger homogener Tuberkelbazillen mit erheblichen Schwierigkeiten verbunden, manchmal sogar unmöglich ist, so ersann Koch folgendes nicht schwieriges Verfahren zur Herstellung eines geeigneten Testobjektes für die Agglutinationsprobe. Als Ausgangsmaterial dienen zerriebene Tuberkelbazillen, welche in Gläschen abgegeben werden, welche 0,1 g zerriebene Tuberkelbazillen enthalten. Eine abgewogene Menge, z. B. 0,05 g oder 0,02 g, wird mit Karbol-Kochsalzlösung (0,5 %ige Karbolsäure und 0,8 %ige Kochsalzlösung durch mehrfaches Filtrieren von allen Trübungen befreit) im Mörser sorgfältig zerrieben und gemischt, zuerst mit wenigen Tropfen, dann allmählich mit mehr Flüssigkeit bis zum Verhältnis von 1 : 100. Dann wird 6 Minuten mit einer Handzentrifuge zentrifugiert, vom Bodensatz abgegossen und mit Karbol-Kochsalzlösung nochmals 10 fach, d. h. auf 1 : 1000 verdünnt. In dieser Verdünnung läßt sich die Flüssigkeit im Eisschrank etwa 2 Wochen konservieren. Zum Gebrauch wird nach Bedarf genommen und wieder mit Karbol-Kochsalzlösung 10 fach verdünnt, so daß die fertige Testflüssigkeit eine zehntausendfache Verdünnung oder vielmehr Aufschwemmung der staubförmigen Tuberkelbazillen bildet. Die Flüssigkeit hat das Aussehen von Wasser und zeigt nur eine Spur von Opaleszenz. Bei Benutzung dieser Testflüssigkeit ergab sich nun die auffallende Tatsache, daß viele sicher Tuberkulöse, besonders aber sehr vorgeschrittene Tuberkulöse gar keine oder nur sehr geringe Mengen von Agglutininen im Blute beherbergten. Damit war die vermutete Annahme, auf diese Weise ein diagnostisches Mittel bei Tuberkulose zu gewinnen, hinfällig geworden.

Koch machte nun folgende Überlegung: Wir müssen in den Agglutininen Schutzstoffe annehmen, welche durch das Überstehen einer Krankheit erzeugt werden können, welche aber gerade durch die Infektionserreger selbst oder deren Toxine aufgebraucht werden. Man muß deshalb in dem Vorhandensein von Agglutininen im menschlichen Blutserum bei Tuberkulösen ein diagnostisches Merkmal für das Vorhandensein von Schutz- oder Immunstoffen gegen die Tuberkelbazillen erblicken. Die Messung des Agglutinationsgrades vom Blutserum tuberkulöser Individuen bildet demnach eine Wertbestimmung für die Menge der im Blute vorhandenen Schutzstoffe, d. h. also für den Immunitätsgrad.

Es gelang Koch nun nicht, mit Alt- oder besonders mit Neutuberkulin-Injektionen das Agglutinationsvermögen des Blutserums tuberkulöser Individuen in der gewünschten Weise zu steigern. Diese Tatsache führte Koch darauf zurück, daß das T. R. nur einen Teil des Bazillenkörpers enthalte; die löslichen toxischen und infolgedessen die Reaktion auslösenden Bestandteile der Bazillen sind ja, wie oben auseinandergesetzt, sorgfältig bei der Herstellung des T. R. entfernt. Aber gerade diesen Stoffen schiebt Koch eine wichtige Rolle bei der Bildung der Agglutinine zu.

Aus diesen Überlegungen heraus kam Koch zu der Empfehlung eines neuen Präparates (28. November 1901), das die gesamte Leibessubstanz der Tuberkelbazillen in geeigneter Form enthält. Er bezeichnete dieses Präparat, über das mir keine persönlichen Erfahrungen zu Gebote stehen, als Neutuberkulin (Bazillenemulsion).

Es handelt sich bei diesem Präparat um eine Aufschwemmung pulverisierter Tuberkelbazillen in Wasser mit Zusatz gleicher Teile Glyzerin. 1 ccm des Präparats enthält 5 mg der pulverisierten Tuberkelbazillen. Was die Art der Anwendung und die Herstellung der Verdünnung anbetrifft, so verweise ich auf die Originalarbeit. Auch die Höchster Farbwerke bringen eine ausführliche Übersicht der verschiedenen Tuberkulinpräparate mit genauer Angabe ihrer Anwendung. Nach mir persönlich von Assistenten der hiesigen Augenklinik gemachten Mitteilungen hat das Neutuberkulin (Bazillenemulsion) keine Vorzüge vor dem Neutuberkulin T. R. Es hat im Gegenteil den Nachteil, daß schon nach ganz geringen Dosen sehr leicht unregelmäßige Temperatursteigerungen auftreten.

Damit verlasse ich die Geschichte der Entwickelung der Tuberkulinpräparate und ihrer Aufnahme und Beurteilung in der wissenschaftlichen Welt. Dabei bin ich mir wohl bewußt, das Thema nicht in erschöpfender Weise behandelt zu haben, das würde dem Rahmen und der Ausdehnung dieser Arbeit nicht entsprechen. Immerhin bin ich auf alle wichtigen Fragen doch so weit eingegangen, daß derjenige, der zum erstenmal an die Tuberkulinfrage herantreten will, in ausreichender Weise alles das findet, was für die Würdigung des fraglichen Gegenstandes eine unerläßliche Vorbedingung ist. Ohne eine eingehende Beschäftigung mit diesen Grundzügen der Tuberkulinfrage dürfte die praktische Anwendung der Tuberkulinpräparate stets einen handwerksmäßigen, unwissenschaftlichen Charakter behalten. Derjenige, welcher sich noch eingehender mit einzelnen Punkten der Tuberkulinfrage beschäftigen will, findet alles dazu Erforderliche in dem von mir möglichst ausführlich angegebenen Literaturverzeichnis.

In der gynäkologischen Fachliteratur und ihren Grenzgebieten finden sich über den diagnostischen resp. therapeutischen Wert der Tuberkuline nur sehr spärliche Mitteilungen und die hier niedergelegten Erfahrungen mit Tuberkulin-Injektionen beziehen sich zumeist auf Tuberkulose des Peritoneums, der Blase, der Nieren, während über die Tuberkulinanwendung bei der eigentlichen Genitaltuberkulose so gut wie nichts bekannt geworden ist. In der mir zugänglich gewordenen Literatur finde ich über diesen Gegenstand folgendes: Die ersten Mitteilungen finden sich in den amtlichen Berichten[58] über die Wirksamkeit des Koch'schen Heilmittels gegen Tuberkulose aus der Berliner (Olshausen) und Bonner (Fritsch) Frauenklinik.

Olshausen kommt am Ende seines Berichtes zu folgenden Schlußfolgerungen: „Bei Ascites von Tuberkulose des Bauchfells trat unter erheblicher allgemeiner und auch örtlicher Reaktion eine ganz auffällige Verminderung der angesammelten Flüssigkeit in ziemlich kurzer Zeit ein." Bei seinen andern Fällen handelte es sich um Lungentuberkulose in der Gravidität resp. im Wochenbett. Einen erkennbaren Einfluß des Tuberkulins konnte er nicht konstatieren.

Fritsch gibt an derselben Stelle sehr ausführliche Mitteilungen über den diagnostischen und auch therapeutischen Wert des alten Tuberkulins. Über die diagnostische Bedeutung des Tuberkulins bei Bauchfelltuberkulose sagt Fritsch folgendes: „Es kommen Fälle von Bauchwassersucht vor, deren Grund nicht leicht festzustellen ist. Hat man eine Herz-, Leber- oder Nierenkrankheit ausgeschlossen, so schwankt die Diagnose zwischen Krebserkrankung oder Tuberkulose. Beim Krebs, der meist von den Eierstöcken ausgeht, kann die Masse des vorhandenen Wassers so groß, die Krebsgeschwulst so klein sein, daß der untersuchende Arzt nur allein die Wasseransammlung, dagegen nicht eine Härte oder Geschwulst im Bauche nachweisen kann. Bei tuberkulöser Bauchwassersucht fehlt wie beim Krebs mitunter jede fühlbare Geschwulst. Aber es können auch Verhärtungen des Netzes, des wandständigen Bauchfells oder des Darmüberzuges denselben Tatbestand geben wie bei einer krebsigen Erkrankung des Bauchfells. Da die tuberkulöse Bauchwassersucht

Birnbaum, Tuberkulin.3

bezw. die Tuberkulose des Bauchfells oft die einzige örtliche Krankheit, alle anderen Organe dagegen frei von Tuberkulose sind, auch Fieber völlig fehlt, so ist selbst der geübte Frauenarzt nicht imstande, die Differentialdiagnose anders als durch Vermutung zu stellen. Für diese Fälle wird die Einspritzung mit Koch'scher Lymphe einen hohen diagnostischen Wert erlangen.

Man wird durch das Vorhandensein oder Fehlen der spezifischen Reaktion sofort erkennen, ob Karzinose oder Tuberkulose vorliegt.

Er selbst hatte einen Fall von Bauchwassersucht mit zweifelhafter Ursache, nachdem Herz-, Leber- und Nierenkrankheiten ausgeschlossen waren, mit dem Koch'schen Mittel behandelt. Die Patientin reagierte prompt auf die erste Injektion 0,003. Somit war die tuberkulöse Natur des Leidens erkannt. Die Diagnose wurde durch die Operation und die mikroskopische Untersuchung eines herausgeschnittenen Gewebsstückes bestätigt. Über den therapeutischen Wert der Tuberkulin-Injektionen bei Bauchfelltuberkulose läßt sich Fritsch nur in Vermutungen und therapeutischen Erwägungen aus. Er empfiehlt, bei tuberkulöser Bauchwassersucht erst zu operieren und nach acht Tagen mit den Injektionen zu beginnen:

Das in der Bauchhöhle angesammelte Wasser kommt auf die für den Körper leichteste, schnellste und ungefährlichste Weise durch einen Schnitt aus dem Bauchraum heraus. Sollte dann schon Heilung eingeleitet bezw. eingetreten und die Injektion also überflüssig sein, so würde sie jedenfalls nicht schaden, wohl aber den sehr willkommenen Beweis liefern, daß die präsumtive Heilung eine definitive ist. Im andern Falle, wenn also Fieber scil. die spezifische Reaktion einträte, würde nach einem achttägigen fieberfreien Verlaufe, nach Regelung aller Funktionen, der Verdacht einer Wundkrankheit fernliegen. Man müßte das Fieber auf die spezifische Reaktion beziehen und hätte eventuell wahrscheinlich oder hoffentlich sicher das Rezidiv unmöglich gemacht.

Ganz besonders verspricht sich Fritsch etwas von den Tuberkulin-Injektionen bei einer mehr „geschwulstartigen Tuberkulisierung" des Netzes.

Er hatte Gelegenheit, einen solchen Fall zu beobachten, wo nach Tuberkulin-Injektionen entschiedene Besserung eintrat. Die Patientin entzog sich leider einer weiteren Behandlung. Eine typische

Reaktion trat in diesem Falle nicht ein. Auch bei der Blasentuberkulose, die ja in diagnostischer sowie therapeutischer Beziehung so viel Schwierigkeiten bietet, verspricht sich Fritsch von dem Tuberkulin Nutzen für die Diagnose und die Therapie des Leidens.

Nachdem Fritsch noch kurz die forensische Bedeutung des Koch'schen Verfahrens berührt hat, wendet er sich zur differentiell diagnostischen Bedeutung bei postpuerperalen Exsudaten: „Wenn eine auf Phthisis incipiens verdächtige Kranke mit einem mehr oder weniger großen, aus dem Wochenbette stammenden Exsudate in Behandlung kommt, so ist man oft längere Zeit im Zweifel über das Hauptleiden. Solche Kranke sind anämisch, heruntergekommen, mager und fiebern. Dieser Zustand. kann allein von dem Exsudat abhängen. Die schädigenden Einflüsse eines fieberhaften Wochenbettes, Exsudatbildung, langes Krankenlager oder in niederen Ständen die Unmöglichkeit der Schonung bewirken oft eine Dekrepidität, die, was den Grad anbelangt, mindestens der gleich steht, welche bei Phthisis besteht. Je nach dem Standpunkt des Arztes werden solche Fälle ganz verschieden aufgefaßt und verschieden behandelt. Der Gynäkologe fühlt das Exsudat, es erklärt ihm zur Genüge das schlechte Allgemeinbefinden, er behandelt vor allem das Exsudat. Ein anderer Arzt weist vielleicht kleine Dämpfungsunterschiede in der rechten und linken Lungenspitze nach oder hört abgeschwächtes Atmen; er diagnostiziert und behandelt dann „Lungenkatarrh", die Phthisis incipiens, die ihm einen genügenden Befund abgibt, um den Kräfteverfall zu erklären.

Würde sich in Zukunft erweisen, daß mit Hilfe des Koch'schen Mittels prompt die Diagnose der Tuberkulose sich stellen läßt, so wäre ein Zweifel unmöglich; wir würden nicht zwischen der einen oder anderen Diagnose schwanken, sondern würden, sofort die Krankheit erkennend, auch sofort richtig handeln können. Es würde dies vor allem eine große Bedeutung für den Praktiker haben, der die Kranken leider nicht immer beim Beginn der Krankheit sieht, sondern erst dann, wenn der Vorrat der Hausmittelchen und der Kurpfuscher erschöpft ist. Es läßt sich dann aus den Laienberichten schwer ein Bild über den bisherigen Verlauf bilden. Haben wir aber ein Mittel, um sofort zu einer richtigen Diagnose zu kommen, so wird auch die Behandlung sofort das Übel am rechten Ende anfassen können. Er gibt hierzu ein typisches Beispiel.

Ich bin auf diese Fritsch'schen Erwägungen ausführlicher eingegangen, weil sie sehr gut auf meine eigenen Beobachtungen passen (siehe unten Fall II, XIII u. a.).

Fehling berichtet über fünf Fälle (drei Fälle von Peritonealtuberkulose und zwei Fälle von Lupus vulvae). Sämtliche Fälle bestätigen den diagnostischen Wert des Tuberkulins. Über den therapeutischen Wert berichtet Helmrich[54] aus derselben Klinik. Er teilt zwei Fälle mit, von denen der eine gebessert wurde.

Burckhardt[55] konnte bei sieben Fällen von Urogenitaltuberkulose eine Besserung im Zustande der Kranken durch Tuberkulin-Injektionen nicht konstatieren.

v. Meyer[56] wies in einem Falle von Pyonephrose bei einem 18jährigen Mädchen durch Tuberkulin-Injektionen den tuberkulösen Charakter der Nierenerkrankung nach. Nach jeder Injektion wurde der Harn normal, weil nach seiner Meinung durch die lokale Reaktion und Schwellung Eiterretention in der erkrankten Niere bewirkt wurde.

Bossi[57] führt fünf Fälle von Urogenitaltuberkulose an, wo er stets eklatante, diagnostisch verwertbare Reaktionen bei Anwendung des Tuberkulins erhielt. War die Genitalerkrankung nicht tuberkulöser Natur, so blieben auch die Reaktionen aus. Den therapeutischen Wert des Tuberkulins hält er für sehr gering

Zweifel[58] berichtet über einen günstigen Erfolg durch Koch'sche Injektionen auf einen peritonitischen tuberkulösen Tumor bei einem 21jährigen Mädchen. Nach acht Injektionen ging der Tumor allmählich zurück. Bei einem Lupus mucosae uteri versagten die Tuberkulin-Injektionen.

Schulze[59] beschreibt einen Fall von Blasen- und Nierentuberkulose, der durch Tuberkulin-Injektionen eine weitgehende Besserung erfuhr.

Kelly[60] berichtet über mehrere Fälle von Urogenitaltuberkulose, die mit Tuberkulin behandelt wurden. Ein Fall von Lupus der Vulva blieb ungebessert, ebenso ein Fall von tuberkulöser Cystitis und Erkrankung der rechten Niere. Die anderen Fälle beziehen sich auf Tuberkulose bei Männern und enthalten nichts Wesentliches.

W. Meyer[61] hebt den diagnostischen Wert der Tuberkulin-Injektionen bei Nierentuberkulose hervor.

E. Schröder[62]) spricht sich, allerdings auf Grund unzureichender Erfahrungen, über das Tuberkulin bei Bauchfelltuberkulose sehr zurückhaltend aus.

Warth[63]) berichtet über Injektionen mit Tuberkulin T. R. bei Bauchfelltuberkulose aus der Bonner chirurgischen Klinik: „Nach dem, was wir in der hiesigen Klinik beobachtet haben, können wir nur sagen, daß die gleichzeitige Behandlung durch Bauchschnitt mit Injektionen des Koch'schen Präparats in mehreren Fällen zu einem befriedigenden Resultat geführt hat." Warth gibt in derselben Arbeit an, daß Schede und Lichtheim auch ohne Laparotomie von den Tuberkulin-Injektionen bei Bauchfelltuberkulose entschieden günstige Erfolge gesehen haben.

Knapmann[64]) berichtet aus der Schede'schen Klinik über sehr günstige Erfolge mit altem Tuberkulin bei Bauchfelltuberkulose, besonders in Kombination mit Laparotomie.

H. Schröder[65]) beschreibt einen Fall von Blasentuberkulose, der monatelang mit T. R. behandelt und dabei gebessert wurde.

Seeligmann[66]) sah unter dem Einfluß von 40 T. R.-Injektionen eine beiderseitige Pyosalpinx und Endometritis tuberkulosa fast völlig zurückgehen.

v. Koranyi[67]) konnte zweimal durch die Tuberkulin-Injektionen den tuberkulösen Charakter der Nierenerkrankung feststellen.

Prochownik[68]) hatte durch Tuberkulin diagnostischen aber keinen therapeutischen Erfolg bei einer Nierentuberkulose.

In der Diskussion zu einer Brownschen Arbeit spricht sich Cabot[69]) für die Tuberkulinprobe aus. Ihm schließt sich Worcester bei derselben Gelegenheit an.

Jung[70]) betont das Versagen der Tuberkulin-Injektionen zu diagnostischen Zwecken.

Madison[71]) erklärt die Tuberkulinprobe für unzuverlässig, weil auch nichttuberkulöse Individuen reagieren können und namentlich an Stellen von ausgeheilter Tuberkulose Reaktion stattfinden kann; andererseits kann bei Tuberkulose die Reaktion ausbleiben. Die Größe des Irrtums beträgt nach ihm jedenfalls nicht weniger als $10\,^0/_0$.

Veit[72]) spricht sich in seinem Referat in folgendem über die Tuberkulinbehandlung aus: „Die eigentliche Therapie hängt dann, wenn man die Benutzung der Volkssanatorien auch auf die Genitaltuberkulose ausdehnt, in erster Linie von dem eigentlichen Stande unserer Erfolge ab, die wir mit spezifischen Mitteln gegen die Tuberkulose erzielen. Solange wir ein vollkommen sicher wirkendes und völlig unschädliches Mittel gegen den Tuberkelbazillus noch nicht kennen, wird diese allgemeine Therapie auch nicht gegen die Genitaltuberkulose angewandt werden können; wir verkennen nicht, daß wir in dem T. R., sowie vielleicht in anderen Präparaten nützliche Mittel zu besitzen scheinen, aber das allgemeine Mißtrauen, das auf Grund der Mißerfolge des ersten Tuberkulins entstand, ist noch nicht überwunden. Wir wollen hoffen, daß es den fleißigen und geistreichen Arbeiten der experimentellen Pathologen bald gelingen möge, ein brauchbares Mittel zu finden."

Martin[73]) sagt darüber in seinem auf demselben Kongreß erstatteten Korreferat: Die Tuberkulinimpfung kann von erheblicher Bedeutung (bei der Diagnosenstellung) werden. Es ist aber zu bedenken, daß mit Eintreten der Reaktion noch keineswegs gesagt ist, in welchem Teile des Körpers die Tuberkulose sitzt, ob sie zurzeit noch in floridem Zustande oder im Zustande der Heilung ist.

Schiller[74]) spricht sich bei Gelegenheit einer Demonstration tuberkulöser Präparate in der Vereinigung der Breslauer Frauenärzte für eine Kombination der Radikaloperation mit einer Tuberkulinkur aus.

Nach v. Franqué[75]) bleibt die Diagnose einer Tuberkulose in vielen Fällen eine Wahrscheinlichkeitsdiagnose. Vielleicht könne eine Tuberkulin-Injektion die Diagnose sichern.

v. Rosthorn[76]) versuchte bei Hausschwangeren latente Tuberkulose durch Hervorrufung der Tuberkulin-Reaktion festzustellen. Die Versuche verliefen nach seiner Angabe ergebnislos, weil entweder die Dosierung des Tuberkulins eine zu geringe war oder aber weil vielleicht schwangere Individuen anders reagieren als nicht schwangere. Denn obgleich unter seinen 60 Fällen 3 Fälle physikalische Zeichen von Tuberkulose aufwiesen, reagierten sie auf Tuberkulin-Injektionen nicht. Diese negativen Versuche Rosthorns nehmen nicht wunder, wenn man sich den Modus seiner Injektionen näher ansieht. Er injizierte anfänglich mehrere Tage nacheinander je eine Spritze von einer Lösung 0,1 : 100 und später $\frac{1}{2}$ Spritze einer Lösung 0,1 : 50, was übrigens genau dasselbe sagen will, nämlich pro Dosis 0,001. Wenn sich Rosthorn eingehender mit der Methodik diagnostischer Tuberkulin-Injektionen befaßt hätte, so hätte er sich seine Mißerfolge sparen können. Sie sind nur auf eine mangelhafte Methodik zurückzuführen, wie ich später erörtern werde. Seine Angabe, schwangere Individuen könnten anders auf Tuberkulin reagieren wie nicht schwangere, entbehrt jeglicher Begründung und ist auch durchaus nicht richtig, wie ich durch eigene Untersuchungen nach derselben Richtung hin demonstrieren werde. Leider sind derartige publizierte Mißerfolge mit dem Koch'schen Mittel, die nur auf einer mangelhaften Methodik beruhen, geeignet, das Koch'sche Alttuberkulin in seiner diagnostischen Wirkung zu diskreditieren, wie ich mich mehrfach in der Literatur und auch sonst überzeugen konnte.

E. Binswanger[77]) berichtet über probatorische Tuberkulin-Injektionen bei gesunden stillenden Frauen, die er am Ammenmaterial des Dresdener Säuglingsheims anstellte. Auch seine Methodik zeigt Mängel, wie ich aus dem Referat im Zentralblatt für Gynäkologie ersehe. Ein Drittel seiner Fälle reagierte positiv, und Binswanger glaubt, daß es sich bei diesen Fällen häufig um sog. inaktive Tuberkulose, um abgeheilte oder in Abheilung begriffene tuberkulöse Prozesse meist sehr geringer Ausdehnung handelt. Die Prozesse, die die positive Reaktion auslösten, beeinflußten weder die Milchproduktion noch die Qualität der Milch ungünstig. Auch über diese Frage werde ich mich später ausführlich verbreiten.

Spezieller Teil.

Wenn ich nunmehr auf die Methodik der diagnostischen Alt-tuberkulin-Injektionen, die Art und den Verlauf der Reaktion und die übrigen hierher gehörenden Fragen ausführlicher eingehe, so erwähne ich zuerst die Methode, wie sie Robert Koch[78]) in seinem bei Gelegenheit des II. internationalen Tuberkulose-Kongresses im Jahre 1901 zu London gehaltenen Vortrage ausführlich angibt:

Zunächst wird die Temperatur des Patienten mindestens einen, besser zwei Tage lang beobachtet, um die Überzeugung zu gewinnen, daß die Temperatur sich unterhalb von 37° bewegt. Kranke mit Temperaturen über 37° sind ungeeignet für die diagnostische Anwendung des Tuberkulins und sollten unter keinen Umständen der Tuberkulinprobe unterworfen werden. Wenn der Kranke als geeignet befunden ist, dann erhält er vormittags unter die Haut des Rückens eine Injektion von 0,1—1 mg Tuberkulin; bei schwächlichen Menschen fängt man mit 0,1 mg an, bei kräftigen Personen mit voraussichtlich sehr geringen tuberkulösen Veränderungen kann man mit 1 mg beginnen. Erfolgt auf diese erste Einspritzung gar keine Temperatursteigerung, dann steigt man auf die doppelte Dosis, aber nicht schon am nächsten, sondern erst am darauffolgenden Tage. Tritt aber eine geringe Temperaturerhöhung, sei es auch nur um $^1/_4°$ ein, dann wird mit der Dosis nicht gestiegen, sondern, nachdem die Temperatur wieder vollkommen zur Norm zurückgekehrt ist, dieselbe Dosis noch einmal gegeben. Sehr oft zeigt sich dann, daß die nunmehr eintretende zweite Reaktion, obwohl die Dosis die nämliche geblieben ist, doch stärker ausfällt als die erste. Es ist dies eine für die Tuberkulinwirkung ganz besonders charakteristische Erscheinung und kann als ein untrügliches Kennzeichen für das Vorhandensein von Tuberkulose gelten. Wenn nun aber nach den ersten niedrigen Dosen keine Reaktion eingetreten ist, dann steigt man weiter auf 5 mg und schließlich auf 10 mg. Letztere Dosis pflege ich der Sicherheit halber zweimal zu geben, und erst wenn darauf keine Reaktion erfolgt, halte ich mich zu der Annahme berechtigt, daß keine frische oder im Fortschreiten befindliche

Tuberkulose vorliegt, welche eine spezifische Behandlung erfordert. Diese Methodik der diagnostischen Alttuberkulinanwendung wird wohl auch heute noch von den meisten im großen und ganzen innegehalten. Die letzte von Koch aufgestellte Behauptung, daß bei negativem Ausfall der Reaktion auch keine im Fortschreiten begriffene Tuberkulose vorliege, kann heute in diesem Umfange nicht mehr aufrecht erhalten werden; denn wie ich bereits angedeutet habe, sind sicher einzelne seltene Fälle beobachtet worden, in denen vorgeschrittene Lungentuberkulose vorlag, ohne daß eine Reaktion erfolgte, ein Umstand, der ja zweifellos den diagnostischen Wert des Mittels in gewisser Weise einschränkt. Mit dieser Tatsache ist ja auch die Annahme einiger Autoren hinfällig, daß die Immunität gegen Tuberkulin, wie sie ja gewöhnlich bei einer längeren Tuberkulinkur einzutreten pflegt, gleichbedeutend sei mit einer Immunität gegen Tuberkulose. Ich habe auch bereits erwähnt, daß man diese Tatsache damit zu erklären versucht hat, daß unter diesen Umständen eine Gewöhnung des Organismus an das Gift infolge Herabsetzung der Giftsensibilität der Zelle eingetreten ist. (Siehe auch die Ehrlich'sche Hypothese über das Zustandekommen der Tuberkulin-Reaktion.)

Auch die Koch'sche Angabe, daß Personen mit über 37° C. Achseltemperatur unter allen Umständen ungeeignet sind für die probatorische Tuberkulinprobe, wird heute von den meisten Autoren nicht für richtig gehalten.

Am meisten Anklang dürften die Ausführungen Petruschkys[3]) gefunden haben. Nach ihm genügt es, die „individuelle Kurve" des zu Prüfenden durch mehrtägige, 2—3 stündlich vorgenommene Messungen festzulegen. Dieselbe kann als „normal" gelten, wenn 37,5 bei Mundmessung, 37,2 bei Achselmessung, 37,8 bei Darmmessung nicht überschritten wird und die Differenz zwischen der niedrigsten und höchsten Temperatur 1° C. nicht übersteigt. Personen, bei denen die Differenz etwas größer ist, sind einer im Fortschreiten begriffenen Tuberkulose verdächtig. Bei ihnen muß die Prüfung entweder vermieden oder nur mit großer Vorsicht, bei Bettlage (womöglich in einer Krankenanstalt) vorgenommen werden.

Beck[79]) injiziert in kurzen Pausen 1, 5 und 10 mg. B Fränkel[80]) geht ähnlich vor; nur wenn nach der ersten Injektion eine, wenn auch geringe Temperatursteigerung eintritt, gibt er 3 mg. Cornet[81]) gibt 1, 3 und 6 mg.

Andere, wie Möller[82]) und Kremser,[83]) wollen mit den Dosen ziemlich rasch steigen, weil sonst leicht eine Immunisierung des Organismus einträte.

Da die Empfindlichkeit tuberkulöser Individuen den toxischen Eigenschaften des Tuberkulins gegenüber eine außerordentlich verschiedene und a priori nicht absehbare ist, so muß man nach Petruschky[3]) zunächst mit einer Dosis beginnen, von welcher eine starke Reaktion jedenfalls nicht zu erwarten ist. Petruschky und Spengler[84]) sind deshalb unabhängig voneinander dazu gekommen, in der Regel mit 1 Dezimilligramm (0,1 mg) zu beginnen. Als Vorteile dieses Vorgehens gibt Petruschky an, daß 1. Personen, welche auf 0,1 mg bereits deutlich reagieren, der unvorteilhaften Wirkung einer stärkeren Dosis nicht ausgesetzt werden. 2. Bei Personen, welche auf 0,1 mg noch nicht reagieren, dient diese Dosis zugleich als „Kontroll-Injektion", d. h. sie entscheidet sogleich die Frage, ob der Akt der Injektion an sich bei der geprüften Person Fieber und Schmerzen auszulösen imstande ist, wie z. B. bei manchen Hysterischen. Eine derartige Suggestivreaktion ist von mehreren Beobachtern (Fürst[85]) u. a.) sogar nach Einspritzungen von Aqua destill., ja sogar nach einfachem Einstich der leeren Pravazspritze beobachtet (Injectio vacua). Ausführliche Versuche sind nach dieser Richtung hin von Köhler und Behr[86]) angestellt. In 21,7 %/0 ihrer mit Injectio vacua behandelten Personen trat eine, wenn auch geringe Temperatursteigerung ein. Alle diese Personen waren insofern suggestiv beeinflußt, als ihnen vorher gesagt war, daß eine Temperatursteigerung eintreten werde. Zum vollständigen Beweis einer positiven Reaktion gehört eben neben einer Temperatursteigerung auch noch die Beeinflussung des Gesamtzustandes (Abgeschlagenheit, Kopfschmerzen etc.). 3. Diese erste, scheinbar unwirksame Injektion dient als Vorreiz, was Petruschky weiterhin begründet.

Er geht folgendermaßen bei den diagnostischen Tuberkulin-Injektionen vor:

Dosis I . . . . 0,1 mg.
„ II . . . . 0,5 „
„ III . . . . 2,0 „
„ IV . . . . 5,0 „
„ V . . . . 10,0 „

Zwischen den einzelnen Injektionen liegen 1—2 injektionsfreie Tage, an denen die Temperatur sorgfältig beobachtet wird. Voraussetzung ist stets völlige Fieberlosigkeit des zu Prüfenden vor dem Beginn der Prüfung bei mehrtägiger Temperaturmessung. Die „individuelle Kurve" des zu Prüfenden wird also vorher durch 2—3 stündliche Messungen festgelegt. Die Temperatur darf 37,2 bei Achselmessung nicht überschreiten, und die Differenz zwischen der niedrigsten und höchsten Temperatur darf 1 ⁰ C. nicht übersteigen (siehe oben). Bei allen Personen mit sehr reduziertem Kräftezustand oder sehr unregelmäßiger Temperaturkurve ist die Vornahme der Prüfung abzulehnen, bis eine erhebliche Besserung des Kräftezustandes oder der Temperaturkurve erfolgt ist. Ist beides nicht zu erreichen, so muß auf die Tuberkulinprobe verzichtet werden. Bei Personen mit völlig normaler Temperatur („gestreckter Kurve") kann die Prüfung ohne Gefahr ambulatorisch vorgenommen werden, nur muß man die betreffende Person anweisen, bei eintretender Temperatursteigerung sich ins Bett zu legen.

Meine Methodik der Tuberkulin-Injektionen, die sich eng an die Angaben E. Neißers[48]) anschließt, ist folgende: Nach ein- bis zweitägiger sorgfältiger dreistündlicher Temperaturmessung wird abends zwischen 5 und 7 Uhr 0.001—0,003—0,006—0,01 Tuberkulin in mindestens zweitägigen Zwischenräumen injiziert. Niemals eine neue Gabe, bevor völlige Abfieberung von der vorangehenden erfolgt ist; niemals die höhere Dosis, wenn auf die vorangegangene auch nur geringe Fieberreaktion stattgefunden hat, sondern dann stets dieselbe Dosis noch einmal. Handelt es sich um reine Urogenital- und Bauchfelltuberkulose, kann man insbesondere mit Sicherheit Lungentuberkulose ausschließen, so braucht man mit dem Ansteigen der Dosis nicht so vorsichtig zu sein. Ich komme an geeigneter Stelle noch einmal hierauf zurück. Wo Zeit vorhanden ist und besondere Umstände (geschwollene Drüsen, junge Personen mit zarter Konstitution, frische Erkrankung resp. kurze Dauer des Prozesses) eine starke Reaktion erwarten lassen, vor allem wo ein in erheblichem Grade gestörtes Allgemeinbefinden besteht, soll man stets 0,1 mg Tuberkulin vorausschicken. Dasselbe gilt, wenn Gravidität vorhanden ist. Niemals soll die Probe während der Menstruation vorgenommen werden, da bekanntlich häufig in diesen Tagen ein, wenn auch geringes menstruelles Fieber vorhanden ist. Die eben geschilderte Art der Dosierung vorausgesetzt, ist der Gesamtausfall der Reaktion positiv, wenn auf eine der Dosen eine typische Reaktion eintritt. Diese besteht, worauf ich weiterhin noch

genauer zurückkommen werde, in Lokalerscheinungen, Allgemeinerscheinungen und in steilem Temperaturanstieg, nicht verspätet,
von mindestens $1—1^1/_2{}^0$. Der Gesamtausfall der Reaktion ist
negativ, wenn auf keine der diagnostisch anzuwendenden Dosen eine
Reaktion erfolgt. Bei sicherer, cystoskopisch festgestellter Blasentuberkulose beträgt die Temperaturerhöhung in einzelnen Fällen
etwas weniger als 1^0 (0,8—0,9). Dafür tritt hier regelmäßig eine
außerordentlich lebhafte Lokal-Reaktion ein.

Die Lösungen werden, wenn der Apotheker nicht unbedingt
zuverlässig ist, am besten vom Arzt selbst angefertigt. Da wir in
der angenehmen Lage sind, mit einem Apotheker zu arbeiten, der
der Frage selbst großes Verständnis und Interesse entgegenbringt
und unbedingt zuverlässig ist, so begnügen wir uns damit, die
nötigen Lösungen zu verschreiben. Ich mache das zum Beispiel in
folgender Form:

Rp.: Solut. Alttuberkulin x g (die Menge richtet sich nach
der Zahl der zu Injizierenden)

in 1,0 der Lösung (= 1 Pravazspritze) =

0,001 resp. 0,003 resp. 0,006 usw. Tuberkulin.

Ausführliches über die Herstellung der Lösungen des Alttuberkulins findet man in der Petruschky'schen Monographie S. 17—20.

Die Reaktion ergibt sich also, um es nochmals kurz zusammen-
zufassen, aus der Tatsache, daß Tuberkulöse gegen die toxischen
Wirkungen des Tuberkulins erheblich empfindlicher sind als gesunde
Personen. Bei ihnen erfolgt bereits eine Reaktion auf Tuberkulin-
Dosen, die zwischen 1 Dezimilligramm und 1 Zentigramm liegen; bei
gesunden Menschen sind zur Auslösung der Reaktion erheblich höhere
Tuberkulinmengen erforderlich.

Man hat in neuerer Zeit auch Versuche gemacht, das Tuberkulin
per os zuzuführen. Koch hatte bereits darauf aufmerksam gemacht,
daß das Mittel vom Magen aus unwirksam ist. Freymuth[87]
schaltete die Wirkung des Magensaftes dadurch aus, daß er das
Tuberkulin morgens nüchtern in Form keratinierter Pillen verab-
reichte, nachdem vorher noch die Wirkung der Magensäure durch
eine Messerspitze Natr. bicarbon. abgestumpft wurde. Von 17 Fällen
sicherer Tuberkulose (Bazillenbefund) reagierten dabei 5 Fälle in
ganz typischer Weise. In weiteren 5 Fällen trat eine geringe
Reaktion, in den übrigen 7 Fällen keine Reaktion ein. Bei 47
weiteren tuberkuloseverdächtigen Fällen reagierten 8 deutlich,

19 weniger und 20 nicht. Die untere Grenze der Wirksamkeit waren 5—10 mg; über 100 mg wurde nicht gegeben. Freymuth prüfte dann alle Fälle, die schwach oder nicht reagiert hatten, mit Tuberkulin-Injektionen nach. Dabei zeigte es sich, daß alle diejenigen, die auf Tuberkulin per os in mäßiger Weise reagiert hatten, auf Tuberkulin subkutan stark reagierten, während diejenigen, welche auf Tuberkulin per os nicht reagiert hatten, auch auf Tuberkulin subkutan nur mäßig bei kleinen Dosen reagierten. Damit hat Freymuth den Beweis erbracht, daß Tuberkulin auch per os, wenn auch unsicher, so doch wirksam ist, vorausgesetzt, daß die Wirkung des Magensaftes ausgeschaltet wird. Der Ausfall der Probe bei Darreichung des Mittels per os bildet gewissermaßen einen Indikator für das Verhalten bei subkutaner Anwendung des Mittels. Ich habe derartige Versuche mit Tuberkulin-Darreichung per os in Form keratinierter Pillen bereits im Jahre 1902 im Stettiner Stadtkrankenhaus auf Veranlassung von E. Neißer gemacht. Meine damaligen Versuche fielen negativ aus.

Die klinischen Erscheinungen, die sich beim positiven Ausfall der Reaktion dem Beobachter zeigen, sind folgende:

1. An der Injektionsstelle — ich wähle eine Stelle unterhalb der Clavikel — treten häufig einige Stunden nach der Injektion Schmerzen, Rötung und Anschwellung auf, die nach 1—2 Tagen wieder verschwinden, ohne in Eiterung überzugehen, vorausgesetzt, daß aseptisch vorgegangen wurde. Ich habe eine Infektion der Injektionsstelle weder hier noch in Stettin bei der großen Menge der Injektionen gesehen. Überhaupt kann ich die Angabe, daß derartige Erscheinungen häufig an der Injektionsstelle auftreten, nicht bestätigen. Sie zeigten sich etwa in 10—20% der Fälle. Ebenso war die Beteiligung der benachbarten Lymphdrüsen nur selten vorhanden.

2. Die Körpertemperatur steigt innerhalb der nächsten 24 Stunden (gewöhnlich nach 10—12 Stunden im Durchschnitt) um einen oder mehrere Grade, je nach dem Ausfall der Reaktion resp. der Giftempfindlichkeit des Individuums. Spritzt man abends ein, so findet man bei der Morgenvisite am nächsten Tage die Patienten bei ausgesprochener Fieberreaktion mit hochrotem Gesicht im Bette liegend. Bei dieser Gelegenheit will ich nicht unterlassen, darauf hinzuweisen, daß bei Tuberkulin-Injektionen am Abend die Temperatur an demselben Tage möglichst spät (etwa 10—12 Uhr)

und am nächsten Tage möglichst früh (4—6 Uhr) gemessen wird, da es in seltenen Fällen positive Tuberkulin-Reaktionen gibt, die schnell vorübergehen. Aus diesem Grunde empfehlen verschiedene Autoren, die probatorischen Tuberkulin-Injektionen morgens zu machen. Die Temperatur sinkt gewöhnlich in derselben raschen Weise, meist in 24 Stunden, wieder ab, wobei sie meist unter den Durchschnitt der sonstigen „Normalkurve" für kurze Zeit heruntergeht.

Daß es durch ausgesprochene Fieberreaktionen sogar in manchen Fällen gelingt, die vorher vorhandene fieberhafte Kurve zu einer normalen zu machen, werde ich weiterhin an mehreren Beispielen erläutern.

Die Temperaturkurve stellt bei positiver Reaktion entweder einen einfachen Hügel (eintägige Reaktion, Petruschky) oder einen doppelgipfeligen Hügel (geringere „Nachreaktion" am nächstfolgenden Tage) dar. In seltenen Fällen findet sich sogar ein dreigipfeliger Hügel auf der Temperaturkurve, wobei also auch die Temperatur am 3. Tage nach der Reaktion noch etwas erhöht ist.

Zuweilen — bei rapidem und sehr hohem Temperaturanstieg — zeigt sich auch ein intensiver Schüttelfrost mit intensivem Hitzegefühl und nachfolgendem Schweißausbruch. Derartige Schüttelfröste habe ich früher — meist bei Lungentuberkulose — mehrfach gesehen. In den letzten Jahren habe ich sie bei der diagnostischen Tuberkulinprobe bei Urogenital- und Peritonealtuberkulose nur wenige Male — wenn ich mich recht erinnere, nur 2 oder 3 mal — gesehen.

In seltenen Fällen kann auch eine interkurrente fieberhafte Erkrankung eine positive Tuberkulin-Reaktion vortäuschen. So beschreibt Petruschky[3]) einen Fall, wo direkt im Anschluß an die Injektion ein Schüttelfrost mit hohem Fieber eintrat. Ein derartiger Fiebereintritt sofort nach der Injektion spricht unbedingt für eine anderweitige akute Erkrankung (Angina, Influenza, Erkältungsfieber usw.), welche sich zur Zeit der Injektion bereits am Ende des Inkubationsstadiums befand. Ebenso kann die Reaktion nicht mehr positiv genannt werden, wenn das Fieber erst eintritt, wenn die typische Reaktionszeit abgelaufen ist. Vor kurzer Zeit konnte ich einen ähnlichen Fall beobachten. Die Patientin sollte wegen Verdachts auf Adnextuberkulose abends die erste Tuberkulin-Injektion erhalten. Kurz vorher bekam sie einen Schüttelfrost und hohes Fieber. Im Anschluß daran entwickelte sich eine fieberhafte typische Angina.

3. Die Reaktion erfolgt sehr häufig auch lokal. Bei sichtbaren tuberkulösen Herden, wie z. B. Lupus, zeigt sich gewöhnlich auf der Höhe der Reaktion eine ausgesprochene Hyperämie und entzündliche Erscheinungen, die häufig in teilweise Nekrosen des Gewebes übergehen. Doch tritt diese lokale Reaktion häufig auch an inneren Organen auf, worauf meines Erachtens bisher nicht genügend geachtet ist. Ich werde weiterhin eine ganze Reihe von Fällen — Urogenital- und Bauchfelltuberkulose — demonstrieren, wo sich eine ausgesprochene lokale Reaktion vorfand. Ich werde an der Stelle weiterhin auch auf die große Bedeutung dieser sehr wichtigen Tatsache ausführlich eingehen. Hier will ich nur erwähnen, daß bei Lungentuberkulose Husten und Auswurf auftritt, bei Blasentuberkulose Dysurie, bei Nierentuberkulose Schmerzen in der Nierengegend, bei Peritonealtuberkulose Leibschmerzen und Durchfälle, bei Adnextuberkulose Leibschmerzen, Gefühl der Schwere im Becken usw.

4. Das Allgemeinbefinden ist bei positiver Reaktion meist beeinträchtigt. Die Patienten klagen über Kopfschmerzen, Kreuzschmerzen, Abgeschlagenheit und Hinfälligkeit, ein Zustand, der große Ähnlichkeit mit dem Befinden bei Influenza zeigt. Zuweilen besteht wiederholtes Erbrechen. Der Schlaf ist in der auf die Injektion folgenden Nacht meist gestört. Alle diese Beschwerden veranlassen zuweilen Ärzte, besonders solche, welche anfangen sich mit Tuberkulin zu beschäftigen, Arzneimittel, wie Pyramidon, Aspirin usw. gegen derartige Beschwerden zu verordnen, was natürlich bei der Temperatur herabsetzenden Wirkung dieser Mittel völlig verkehrt ist. Dagegen wird man von diesen Mitteln mit Vorteil Gebrauch machen können, wenn die Reaktion in typischer Weise vorhanden ist und man den Patienten mit Recht die weiteren Unbequemlichkeiten der Reaktion ersparen will. Ist die Reaktion eine außerordentlich starke, so kann man eine Morphium-Injektion machen lassen, was ich besonders stets dann tue, wenn eine starke lokale Reaktion vorhanden ist, wenn z. B. Kranke mit Blasentuberkulose einen derartigen Urindrang haben, daß sie kaum vom Becken zu bringen sind. Sonst genügt es, wenn man das den Kranken am unangenehmste Symptom, den manchmal sehr heftigen Kopfschmerz bekämpft. Hier bewährt sich am besten eine Eisblase auf den Kopf. Gewöhnlich hat es schon eine außerordentlich beruhigende Wirkung, wenn man den Kranken darauf aufmerksam macht, daß das Krankheitsgefühl in $^1/_2$—1 Tage geschwunden sein

wird. Zweckmäßig ist es auch, wenn man die Patienten auf den Eintritt der Reaktion vorbereitet, sonst sind besonders nervöse Individuen auf das höchste beunruhigt. Die erwähnten Allgemein- und Lokalerscheinungen bei der Reaktion beanspruchen besonders dann ein besonderes Interesse, wenn die Temperaturerhöhung eine nur geringe ist. Die Reaktion ist unter diesen Umständen mit voller Berechtigung positiv zu nennen. Dies gilt ganz besonders für die Blasentuberkulose. Kollapserscheinungen und Erregungs- zustände, wie sie von manchen — wenn auch sehr selten — be- schrieben sind, habe ich weder hier noch in Stettin erlebt. Köhler[11]) sah bei einer leichten fieberlosen tuberkulösen Spitzenaffektion eine Temperatursteigerung bis 41^0, unter Auftreten eines schweren Fieberdeliriums, in dem der Kranke einem Maniakalischen glich, unter verworrenen Reden und wüstem Toben mit gezogenem Taschen- messer auf den Korridor der Anstalt stürmte und nur mit großer Mühe besänftigt werden konnte. Die injizierte Dosis betrug $1/_{10}$ mg. Derartige Fälle dürften eine extrem große Seltenheit sein.

Bei der Tuberkulin-Reaktion sind ferner eine Reihe sog. Nebenerscheinungen beschrieben worden. Sie sind ausführlich in der Köhler'schen Monographie zusammengestellt (S. 41 ff.). So sind beschrieben Herpes facialis, Exantheme, Leber- und Milz- schwellung, Polyurie, gastrische Störungen, febrile Albuminurie, Kehlkopfstenose (bei Kehlkopf-Phthise), Hämoptoe, am Nervensystem Veränderungen in der Sensibilität, der Reflexe und der Motilität.

Fast bei jeder positiven Reaktion findet sich außerdem im Blut eine mäßige Leukocytose.[88])

Es ist nun weiter die Frage zu erörtern, ob ein gradueller Zusammenhang besteht zwischen dem Ausfall der Reaktion und dem Krankheitsprozeß. Nach Köhler kann man einen Zusammenhang zwischen Schwere der Reaktion und Schwere des Krankheitsprozesses nicht konstatieren.

Löwenstein und Rappoport[29]) wollen einen Zusammenhang zwischen Minimal-Reaktionsdosis des Tuberkulins und dem Krank- heitsstadium nachgewiesen haben.

Leichtkranke sollen im Durchschnitt auf eine höhere, Schwer- kranke auf eine geringere Tuberkulindosis reagieren. Köhler hält diesen Angaben mit Recht die von mir schon mehrfach angeführte Tatsache entgegen, daß gerade sehr vorgeschrittene Phthisiker in seltenen Fällen überhaupt nicht reagieren.

4*

Nach Turban, Freymuth, Möller, Briger[41] u. a. reagieren im Gegenteil frische Fälle von Tuberkulose am stärksten, und auch Grünwald[41]) nimmt an, daß diejenigen Tuberkulösen, die auf Tuberkulin nicht reagieren, wesentlich vorgeschrittene Phthisen sind. Die mehrfache Angabe, daß frische Tuberkulöse auf Tuberkulin am stärksten reagieren, stimmt auch mit meinen Beobachtungen bei Urogenital- und Bauchfelltuberkulose im großen und ganzen überein, wie ich später noch ausführlicher erörtern werde. Diese Tatsache läßt sich wohl am besten im Sinne der Ehrlich'schen Seitenkettentheorie erklären.

Bei frischen Tuberkulosen finden sich die Antituberkuline hauptsächlich in den tuberkulösen Geweben, weniger frei im Blut (siehe die betreffenden Bemerkungen im allgemeinen Teil). Kommt jetzt Tuberkulin in den Blutkreislauf, so kann es direkt an den tuberkulösen Herd herangehen und diejenigen Veränderungen herbeiführen, die die Reaktion auslösen.

Bei vorgeschrittenen Tuberkulosen ist das Blut bereits mit Antituberkulin überladen. Kommt dann Tuberkulin ins Blut, so wird es hier teilweise oder ganz abgefangen und kommt überhaupt nicht oder in nur ganz minimalen Quantitäten an den tuberkulösen Herd.

Im übrigen muß man stets berücksichtigen, daß die Dosis, welche bei Tuberkulösen eben imstande ist, eine Reaktion auszulösen, sehr verschieden ist.

Ferner ist hier daran zu erinnern, daß nach einigen Autoren auch dann eine Reaktion eintreten kann, wenn nur Tuberkelbazillen im Organismus vorhanden sind (siehe oben).

Eine große Reihe von Arbeiten haben, um den diagnostischen Wert des Alttuberkulins festzustellen, sich damit beschäftigt, Tuberkulin bei anscheinend Gesunden probatorisch einzuspritzen. Dabei fand z. B. Franz,[89]) daß von 400 anscheinend gesunden Soldaten 60 % reagierten. Ebenso berichtet E. Neißer,[41]) daß bei 89 unter 250 positiven Reaktionen klinische Anzeichen für Tuberkulose nicht vorlagen. Alle diese 89 Patienten sind, wie die Nachuntersuchung zeigte, sämtlich über 2 Jahre gesund geblieben, bezw. nicht tuberkulös erkrankt. In einer späteren Arbeit fügt E. Neißer[90]) diesen 89 Fällen weitere 34 Fälle hinzu, die ebenfalls positiv reagiert haben und ohne Einleitung eines Heilverfahrens gesund geblieben sind (Beobachtungszeit 1—3 Jahre). Damit ist natürlich, wie Neißer hervorhebt, durchaus nicht bewiesen, daß diese Leute nun auch in aller Zukunft nicht tuberkulös erkranken werden. Bei der Beurteilung dieser Resultate darf man nach Neißer die Tatsache nicht außer acht lassen, daß unzweifelhaft die Sektion bei einer Anzahl von Leuten tuberkulöse Veränderungen aufweist, die im Leben niemals tuberkulös erkrankt sind.

Von eifrigen Gegnern der diagnostischen Tuberkulin-Injektionen werden die oben erwähnten Untersuchungen, nach denen also anscheinend Gesunde auf Tuberkulin reagieren, immer wieder zur Begründung ihres ablehnenden Standpunktes herangezogen. Allen diesen Gegnern kann man mit derselben und sogar mit noch mehr Berechtigung die von mir erwähnten Sektionsresultate entgegenhalten. Leider scheinen die meisten der Tuberkulingegner diese Untersuchungen nicht kennen zu wollen.

E. Neißer ging den Fällen, die reagiert hatten, ohne anscheinend tuberkulös erkrankt zu sein, nach und studierte sie daraufhin näher, ob sich nicht bestimmte Anhaltspunkte für den versteckten Sitz einer tuberkulösen Affektion finden ließen. Bei einer ganzen Reihe von Fällen dieser Gruppe zeigten sich in typischer Weise Rücken- und Brustschmerzen, Stiche zwischen den Schultern usw. Es lag nahe, in diesen Fällen an Bronchialdrüsentuberkulose zu denken. Diese war bis jetzt, wenigstens in ihren Anfängen, nicht nachweisbar, da die bisherigen Methoden nicht ausreichten.

Es gelang nun Neißer, mittels einer von ihm erdachten sehr sinnreichen Methode, nämlich durch Sondenpalpation, die Bronchialdrüsen direkt zu betasten. Die Palpation war in einer großen Reihe derjenigen Fälle, die auf Tuberkulin reagiert hatten, ohne klinisch tuberkulös zu sein, sehr schmerzhaft, und Neißer nimmt für diese Fälle an, daß es sich um eine frische tuberkulöse Bronchialdrüsen-Tuberkulose handelt. Diese Untersuchungen Neißers beanspruchen insofern ein erhebliches allgemeines Interesse, als von vielen namhaften Pathologen und Klinikern (Ribbert, Baumgarten, Aufrecht u. a.) der Beginn des tuberkulösen Lungenprozesses in die Bronchialdrüsen verlegt wird. Auf derartige klinisch schwer nachweisbare beginnende tuberkulöse Affektionen wird man also zweifellos vielfach positive Tuberkulin-Reaktionen bei sog. „Gesunden" zurückführen können. So erklärt auch E. Neißer die Resultate der Franz'schen Tuberkulin-Injektionen. Die Neißerschen Untersuchungsresultate dürften geeignet sein, den diagnostischen Wert des Alttuberkulins nunmehr auch denjenigen zu demonstrieren, die sich auf Grund der obigen Untersuchungen bisher ablehnend verhielten. Damit muß auch die Angabe Pickerts,[91] daß zuweilen auch Gesunde auf kleine Dosen (1—3 mg) Tuberkulin reagieren, nur mit großer Reserve aufgenommen werden.

Nach A. Schmidt[92] liegt der Wert des Mittels in dem negativen Ausfall der Tuberkulinprobe. Nach ihm kann man, wenn ein Kranker auf wiederholte Dosen Tuberkulin nicht reagiert, diesem erklären, daß er nicht tuberkulös sei, während der positive Ausfall der Reaktion nichts sagen soll. Diese Angabe Schmidts ist ebensowenig verständlich wie seine weiteren Ausführungen.

Auch die Fälle von Lepra, Syphilis, Aktinomykose, Karzinom, Chlorose u. a., die auf Tuberkulin positiv reagierten, können wohl zumeist im Sinne der Neißer'schen Untersuchungen gedeutet werden. Die Annahme Köhlers, daß die Erreger der Lepra, der Syphilis und das Gift (?) des Karzinoms zu einer Elimination von pyrogenen Giftstoffen angeregt werden, welche, wie die Albumosen, fiebererregende Eigenschaften besitzen, dürfte wenig Berechtigung haben. Ich verfüge im übrigen über eine ganze Reihe von Karzinomfällen ohne nachweisbare Tuberkulose, die auf die methodisch durchgeführte diagnostische Tuberkulin-Injektion nicht reagiert haben.

An dieser Stelle erwähne ich ferner noch einmal kurz die Tatsache, daß in seltenen Fällen schwere Fälle von Tuberkulose nicht reagieren. Köhler hat diese Frage sehr eingehend behandelt (S. 58 ff.). Wir werden später sehen, wie sich die Peritoneal- und Urogenitaltuberkulose nach der Richtung hin verhält.

Ebenso habe ich bereits an anderer Stelle ausgeführt, daß eine Immunität des Organismus gegen Tuberkulin bestehen kann, daß aber dabei der tuberkulöse Prozeß noch nicht zum Stillstand gekommen zu sein braucht. Auf dieser Beobachtung gründet sich ja auch die schon mehrfach erwähnte Petruschky'sche Etappenbehandlung.

Den diagnostischen Wert des Alttuberkulins dokumentieren am meisten die Untersuchungen Becks.[79] Beck hat im Laufe von 6 Jahren 2508 probatorische Tuberkulin-Injektionen an Menschen im Koch'schen Institut vorgenommen. Alle nachweislich Tuberkulösen reagierten, von den übrigen zweifelhaften Fällen reagierten 54 %. Gegen diese Arbeit wenden sich u. a. Köhler,[11] Kaminer[93] und Pickert.[94] Doch verlieren meines Erachtens diese Einwendungen an Wert, wenn man die neueren Untersuchungen E. Neißers (siehe oben) hier heranzieht.

Was den Charakter der Tuberkulin-Reaktion anbetrifft, so kann die Reaktion stark und schwach positiv sein, und zwar: a) mit Rücksicht auf die bloße Intensität bei beliebiger Dosis, b) mit Rücksicht auf die Kleinheit der Dosis, bei der die Reaktion eintritt (E. Neißer). Wie bei jeder physiologischen Reaktion bleibt auch bei der Tuberkulin-Reaktion der Ausfall in einer kleinen Anzahl von Fällen zweifelhaft.

Wie ich weiter oben auseinandergesetzt habe, kann man bei der diagnostischen Alttuberkulin-Reaktion bei Lungentuberkulose sehr häufig die Beobachtung machen, daß nach der ersten Tuberkulindosis, z. B. nach 0,001 Alttuberkulin, nur eine ganz geringe Reaktion eintritt. Spritzt man dieselbe Dosis noch einmal nach kurzer Zeit ein, so tritt eine ausgesprochene Reaktion, besonders auch eine Temperaturerhöhung ein. Diese Beobachtung ist allen, die sich mit Tuberkulin länger beschäftigt haben, bekannt; ich habe sie früher bei Lungentuberkulose häufig genug gemacht. Dieses Phänomen erklären einige damit, daß sie annehmen, es handle sich um eine kumulative Wirkung, wobei also die neue Dosis eingeführt wird, ohne daß die erste bereits aus dem Körper ausgeschieden ist. Andere nehmen an, daß es nach der ersten Injektion zu einer Überempfindlichkeit des Organismus gegen Tuberkulin komme. Ich muß nach persönlichen Erfahrungen zugeben, daß diese Beobachtung bei Lungentuberkulose richtig ist. Für die Peritoneal- und Urogenitaltuberkulose kann ich sie nicht bestätigen. Mir fiel dieser Umstand schon von vornherein auf und ich habe deshalb später immer wieder darauf geachtet. Fast stets konnte ich bei den probatorischen Injektionen feststellen, daß z. B. auf 0,001 mäßig reagiert wurde, auf die nach zwei Tagen wiederholte gleiche Dosis überhaupt nicht. Bei Blasen- und Genital-, besonders Adnextuberkulose konnte ich ferner häufig genug konstatieren, daß die nächste oder dritte Dosis (0,003 und 0,006) entweder nur die gleiche Reaktion oder sogar, allerdings selten, eine geringere Reaktion hervorriefen. Ob dies in einer pathologisch-anatomischen Eigenart der Peritoneal- und besonders der Urogenitaltuberkulose begründet ist (bei Genitaltuberkulose, speziell bei der tuberkulösen Pyosalpinx kommt es von vornherein zu starker Adhäsionsbildung und schwartenähnlicher Verdickung der Tubenwände usw.) oder ob andere ursächliche

Momente heranzuziehen sind, lasse ich dahingestellt. Die Tatsache steht jedenfalls für mich fest. An dieser Stelle registriere ich noch einmal die Tatsache, daß bei längerer Behandlung mit Tuberkulin aus therapeutischen Gründen eine Immunisierung des Organismus gegen Tuberkulin eintritt. Ich habe auch bereits bemerkt, daß dieser Umstand durchaus nicht gleichbedeutend ist mit einer Ausheilung des tuberkulösen Prozesses.

Diese bei jeder längeren Tuberkulinkur eintretende, von Petruschky näher studierte Unempfindlichkeit gegen Tuberkulin stört in gewisser Weise das Heilverfahren. Sie hält etwa drei Monate an. Ist sie nicht mehr vorhanden, so wird die Kur von neuem eingeleitet (Etappenverfahren Petruschkys).

Die Erklärung für dieses Verhalten des menschlichen und tierischen Organismus habe ich bereits an anderer Stelle zu geben versucht. Im übrigen erstreckt sich diese Unempfindlichkeit gegen Tuberkulin nach längerer Anwendung des Tuberkulins durchaus nicht gleichmäßig auf alle Tuberkulinpräparate, wie man das häufig auch von namhaften Forschern angegeben findet. Ich verfüge über mehrere Fälle, die z. B. schon auf mäßige Alttuberkulindosen (0,003—0,006) reagierten, nachdem sie sehr lange einer Neutuberkulinbehandlung unterworfen waren. In einer großen Reihe von Fällen kann man allerdings die Beobachtung machen, daß nach längerer therapeutischer Behandlung mit Neutuberkulin T. R. ein Verlust der Empfindlichkeit des Organismus auch gegen das alte Alttuberkulin eintritt.

Diesen Verlust der Empfindlichkeit des Körpers gegen Tuberkulin muß man übrigens durchaus kennen, sonst kann es einem passieren, daß man die probatorische Tuberkulin-Injektion negativ verlaufen sieht, nachdem sie kurz vorher von anderer Seite positiv gefunden wurde. So ging es mir kürzlich in einem Falle, wo auswärts eine positive Reaktion auf eine verhältnismäßig geringe Dosis eingetreten war. Diese Tatsache erfuhr ich erst später. Mein Versuch, eine Reaktion auszulösen, mußte natürlich nach dem eben Gesagten negativ ausfallen. Es erscheint mir nicht ausgeschlossen, daß manche angebliche Mißerfolge mit dem Mittel so zu erklären sind.

Ich wende mich nun zu einem weiteren sehr wertvollen Punkte in der Tuberkulinfrage: Können wir aus der Reaktion erkennen, an welcher Stelle des Körpers sich ein tuberkulöser Herd befindet,

oder mit andern Worten, was leistet das Alttuberkulin für die Lokal-
diagnostik, speziell bei der Urogenital- und Bauchfelltuberkulose?

Wir haben gesehen, daß uns eine positive Tuberkulin-Reaktion
anzeigt, daß tuberkulöses Gewebe resp. Bazillen im Körper vorhanden sind. Wir haben ferner gesehen, daß Tuberkulin bei sichtbaren tuberkulösen Erkrankungen, z. B. Lupus und chirurgischer
Tuberkulose, eine ausgesprochene lokale, dem Auge gut zugängliche
Reaktion auslöst und daß die lokale Reaktion bei Lungentuberkulose
zwar manchmal vorhanden zu sein scheint (Husten, vermehrter Auswurf, Stiche), daß sie aber meist oder wenigstens sehr häufig uns
hier im Stiche läßt. Köhler[11]) kommt deshalb zu dem Ausspruch:
In der lokal differential-diagnostischen Technik leistet das Tuberkulin
allein nichts. Dieser Satz ist in dieser allgemein gehaltenen Fassung
durchaus falsch, wenigstens dann, wenn man ihn auf das Gebiet der
Urogenitaltuberkulose anwendet. Ohne eine lokale Reaktion dürfte
allerdings selbst bei sonst positiver Tuberkulin-Reaktion die Frage
nicht immer leicht zu entscheiden sein. Angenommen z. B., man
findet bei der Untersuchung eine fragliche Genitaltuberkulose, die
andern Organe dagegen anscheinend frei von Tuberkulose, so wäre
es natürlich, wenn man kein weiteres Hilfsmoment hätte, trotzdem
nicht ausgeschlossen, daß eine etwa eintretende positive Reaktion
die Folge eines anderswo latent gebliebenen tuberkulösen Herdes ist,
der objektiv nicht oder nur schwer zu erkennen ist, z. B. Bronchialdrüsentuberkulose oder klinisch geheilte oder in Heilung begriffene
Lungen- oder anderweitige Tuberkulose. Als ein derartiges weiteres
Moment aber hat sich mir gerade die lokale Reaktion erwiesen.
Wer jemals eine ausgesprochene lokale Reaktion bei Blasentuberkulose
gesehen hat, wer dabei beobachtet hat, wie Patienten vor lauter
Urindrang nicht vom Becken zu bringen sind, der wird mir ohne
weiteres zugeben, daß der Ausspruch Köhlers nicht richtig ist.
Damit will ich selbstverständlich nicht für alle Fälle behaupten,
daß man immer mit Fieberreaktion und lokalisierter Schmerzhaftigkeit
auskommt. Das wäre in dieser Fassung gleichfalls eine absurde
Behauptung. In unserer Spezialwissenschaft liegen die Verhältnisse
ja auch ganz anders. Der Gynäkologe untersucht, findet Veränderungen, die ihm auf Tuberkulose verdächtig erscheinen, und erst
dann, wenn er auf diesem Wege die Diagnose nicht sicher stellen
kann, wird er zur probatorischen Tuberkulin-Injektion greifen.
Gerade dann ist aber die lokale Reaktion ein außerordentlich wert-

voller, ja entscheidender Faktor zur Sicherung der Diagnose, und
daß diese lokale Reaktion in der Mehrzahl der Fälle eintritt, das
hoffe ich mit meinen Untersuchungen zu beweisen. Man darf jedenfalls Resultate, die bei der Lungentuberkulose gewonnen sind, nicht
ohne weiteres verallgemeinern.

Ich gehe nunmehr zur Mitteilung meiner eigenen Erfahrungen
mit diagnostischen Tuberkulin-Injektionen bei Urogenital- und Bauchfelltuberkulose resp. bei daraufhin verdächtigen Fällen über. Jeder
Fall bietet seine besonderen interessanten Einzelheiten, die speziell
für denjenigen wichtig sind, welcher sich mit derartigen Versuchen
noch nicht beschäftigt hat. Da in unserer Spezialwissenschaft ausführliche Versuche nach dieser Richtung hin bisher noch nicht
vorliegen und da mir besonders viel daran gelegen ist, den Vorteil
der probatorischen Tuberkulin-Injektion möglichst für jeden Fall zu
demonstrieren, so teile ich alle meine diesbezüglichen Fälle in kurzen
Auszügen in folgendem mit. Vorher gehe ich noch ganz kurz auf
einige allgemeine Gesichtspunkte ein, besonders um die Berechtigung
meiner Versuche klarzustellen (siehe auch die betreffenden Ausführungen im Beginn meiner Arbeit).

Was die Entstehung der Tuberkulose betrifft, so ist auch
heute noch keine Einigkeit der Anschauungen vorhanden. So nimmt,
wie ich als bekannt voraussetze, v. Baumgarten eine erbliche
Übertragung des Tuberkelbazillus auf den Fötus an, andere, wie
Cornet und Koch lassen die Tuberkulose durch Inhalation der
Bazillen entstehen und v. Behring nimmt neuerdings an, daß mit
der Säuglingsmilch Tuberkelbazillen in den Verdauungstraktus des
Säuglings kommen, der als Eintrittspforte des Bazillus zu betrachten
ist. Nach Petruschky[3]) wird die Tuberkulose relativ früh, meist
im Kindesalter erworben, aber nur ausnahmsweise ererbt. Die
Übertragung geschieht vorzugsweise durch Einatmung und Kontakt;
die oberen Atmungswege, namentlich der Nasen-Rachenraum, die
Mandeln und der erste Teil des Bronchialraumes, seltener der Magen-
Darmkanal, sind die gewöhnlichen Eintrittspforten für eingeatmete
oder verschluckte (menschliche) Tuberkelbazillen. Dabei kann nach
Petruschky die Schleimhaut ohne sichtbare Zeichen der Erkrankung
von den Tuberkelbazillen passiert werden; die Lymphknoten sind
regelmäßig die erste Ansiedelungsstelle der Tuberkelbazillen. Das
Befallenwerden der Lymphknoten bezeichnet er als Primärstadium
(Bronchialdrüsen, Mesenterialdrüsen, Halsdrüsen). Zum Sekundär-

stadium zählt er u. a. die Peritonitis tuberkulosa, die Anfänge der Knochen, Lungentuberkulose usw.; in das Tertiärstadium gehört vor allem die ulzerative Lungentuberkulose, die tuberkulöse Knochen-Karies usw. Alle diese Anschauungen über die Entstehung und Weiterverbreitung der Tuberkulose beim Menschen haben insofern für den Gynäkologen eine Bedeutung, als sie geeignet sind, bei der Frage der primären und sekundären Genitaltuberkulose aufklärend zu wirken. Die Frage der primären Genitaltuberkulose ist heute ja immer noch eine sehr strittige. Während sie von Hegar noch für ziemlich häufig angenommen wurde, haben andere Autoren, wie z. B. Amann,[95]) ihr Vorkommen so gut wie ausgeschlossen. Nach Amann ist die weibliche Genitaltuberkulose Teilerscheinung einer Drüsentuberkulose, gewöhnlich der Lungenregion.

Neuerdings mehren sich allerdings wieder die Verfechter der primären Genitaltuberkulose. So nimmt Berkeley[96]) 10,6 % primäre Genitaltuberkulose an, Frerichs[97]) 6 %, Späth[98]) 24,5 %, Orthmann[99]) 18 % usw. Die Frage der Häufigkeit primärer Genital-tuberkulose ist ja klinisch nur schwer zu entscheiden. So kann der primäre Herd, z. B. eine minimale Infektion einer kleinen Bronchial-drüse, keine Beschwerden machen und doch ist von hier aus auf dem Blut- oder Lymphwege eine Ausbreitung auf die Genitalorgane erfolgt. Eine definitive Entscheidung der Frage kann in letzter Linie nur von pathologisch-anatomischer Seite erfolgen, und da ist die Angabe Berkeleys,[96]) der die Sektionsprotokolle des Brompton Consumption Hospitals (London) eingesehen hat, sehr bemerkenswert. Bei 798 an Tuberkulose Verstorbenen waren in 7,7 % die Genital-organe ergriffen. In 10,6 % war dabei die Genitaltuberkulose primär. Dabei darf allerdings nicht geleugnet werden, daß nam-hafte Pathologen einen einwandfreien Fall primärer Genitaltuberkulose nicht gesehen haben wollen. Doch dürfte der Nachweis — ob primäre oder sekundäre Genitaltuberkulose — selbst für den Pathologen nicht immer ganz leicht sein. So ist es sehr wohl möglich, daß der primäre Herd, z. B. eine Bronchialdrüse usw., so klein war, daß er übersehen wurde. Falls die Annahme v. Behrings richtig ist, daß die eingeatmeten und verschluckten Tuberkelbazillen den Magen-Darmkanal für gewöhnlich als Eingangspforte benutzen und daß sie ferner die Schleimhaut des Darms passieren können, ohne daß diese sichtbar erkrankt, so ist sehr wohl daran zu denken, daß auf diesem Wege auch einmal die Peritonealtuberkulose primär entsteht, die bekanntlich sonst fast allgemein als sekundäre Tuberkulose angesehen wird. Dabei würden die Tuberkelbazillen, nachdem sie die Darmschleimhaut passiert haben, mit dem Lymphstrom auf die Serosa des Darms gebracht werden können, wo sie dann primär zur Entstehung einer Peritonealtuberkulose führen. Ein ähnlicher Infektionsweg muß nach meiner Ansicht auch angenommen werden für Fälle von wahrscheinlicher primärer Genitaltuberkulose, wie wir sie hier beobachtet haben. So konnten wir in 2 Fällen bei der Operation deutlich nachweisen, wie der tuberkulöse Prozeß sich offenbar nur in dem Gewebe der Douglas'schen Falten abspielte, wobei besonders diejenigen Partien der erwähnten Ligamente befallen waren, die dem Rektum näher lagen, ohne daß das Rektum selbst erkrankt war.

Ich nehme als sicher an, daß hier verschluckte oder von unten auf irgend eine Weise eingebrachte Tuberkelbazillen die Rektalschleimhaut ohne sichtbare Erkrankung derselben passiert haben und nun zu weiteren tuberkulösen Veränderungen im Gewebe der Douglasschen Falten geführt haben. Vielleicht spielt bei diesem Infektionswege die beim weiblichen Geschlecht ja so häufige chronische Obstipation eine Rolle, indem die dabei nicht selten vorhandenen kleinen Schleimhautrisse eine noch bequemere Eingangspforte für den Tuberkelbazillus abgeben. Auf diese Weise ist nach meiner Meinung auch so manche Affektion zu erklären, die unter der Diagnose unklare Resistenz oder Exsudat im Douglas bei Frauen, die nie geboren haben, geführt werden. Wenn ich an dieser Stelle kurz auf die Entstehung primärer Genitaltuberkulose eingehe, so kommen folgende Infektionsmöglichkeiten in Betracht:[100])

1. Übertragung durch gynäkologische Untersuchungen (Instrumente, Finger usw.).
2. Übertragung durch Masturbation.
3. Übertragung während des Geburtsaktes.
4. Übertragung durch den Koitus.

Ein weiterer möglicher Infektionsweg, der meines Erachtens in der Literatur, soweit ich dieselbe übersehe, bisher keine Berücksichtigung gefunden hat, ist folgender: Man beobachtet sehr häufig, wie Kinder, besonders in den ersten Lebensjahren, auf der Erde herumrutschen, ohne daß die Genitalorgane und der Anus durch zweckentsprechende Bekleidung (geschlossene Beinkleider usw.) vor dieser direkten Berührung mit der Erde geschützt werden. Nun befinden sich aber, worauf besonders Cornet aufmerksam gemacht hat und was ja seit längerer Zeit auch allgemein bekannt ist, gerade im Staub massenhaft Tuberkelbazillen. Es ist nun sehr wohl möglich, daß bei diesem Herumrutschen auf der Erde Tuberkelbazillen entweder in kleine Hauteinrisse, Abschürfungen usw. eindringen und dann weiter auf dem Lymphwege zur Blase, zu den Genitalorganen oder zum Peritoneum gelangen, oder aber daß die Tuberkelbazillen in den Anus, in die Vagina oder Urethra selbst gelangen und von hier aus zu den erwähnten Organen auf irgend eine Weise vordringen. Daß die lokale Erkrankung nicht immer an der Eintrittsstelle der Bazillen zu entstehen braucht, indem gewisse Schleimhautstrecken von den Erregern passiert werden können, ohne eine Infektion zu setzen, ist ja eine geläufige Tatsache (siehe auch Rosthorn).[100]) Erkranken doch auch bei der Inhalationstuberkulose nicht Nase, Mund und große Bronchien, sondern zumeist die entfernt liegenden Lungenspitzen (Fritsch).[101]) Wenn wir diese, wie mir scheint, sehr plausible Infektionsmöglichkeit neben den übrigen oben erwähnten in Betracht ziehen, so dürfte die primäre Urogenital- und Bauchfelltuberkulose doch nicht ganz so selten sein, wie manche anzunehmen geneigt sind.

Was die Häufigkeit der Genitaltuberkulose überhaupt betrifft, so sind wohl alle darüber einig, daß dieselbe erheblich häufiger ist, wie früher angenommen wurde. Es ist das Verdienst Hegars und seiner Schule, daß wir in der Diagnose der Urogenitaltuberkulose erheblich weiter gekommen sind. Dennoch hat sich uns in den letzten Jahren, in denen wir unsere Aufmerksamkeit ganz besonders der Genitaltuberkulose zugewandt haben, die Überzeugung aufgedrängt, daß viele Fälle von Tuberkulose überhaupt nicht erkannt werden, weil man mit den bisherigen diagnostischen Mitteln nicht auskommt. Erst seit methodischer Anwendung diagnostischer Tuberkulin-Injektionen sind wir in der Lage gewesen, auch solche Fälle von Urogenitaltuberkulose zu erkennen, die uns früher sicher entgangen wären. Dabei bemerke ich, daß der weitere Verlauf dieser mit probatorischen Tuberkulin-Injektionen erkannten Fälle von Genitaltuberkulose uns vollkommen in der Diagnose recht gegeben hat. Auf der anderen Seite waren wir aber auch in der Lage, die ursprünglich angenommene Diagnose einer Genital-tuberkulose durch den negativen Ausfall der Probe-Injektion rektifizieren zu müssen. Auch hier hat uns die eventuelle Operation bezw. der weitere Verlauf und die klinische Beobachtung recht gegeben.

Wenn ich auf die bisherigen diagnostischen Hilfsmittel zur Erkennung der Genitaltuberkulose eingehe, so halte ich mich hier im großen und ganzen an die übersichtlichen Ausführungen v. Rosthorns. Nach v. Rosthorn können nur das mikroskopische Bild kurettierter Gewebsmassen und der Nachweis von Tuberkelbazillen in abfließenden Sekreten oder der positive Erfolg der mit letzteren vorgenommenen Tierexperimente die Diagnose sichern. Alles andere ist unverläßlich und kann außerdem zu vielfachen Verwechselungen Anlaß geben.

Der negative Ausfall bei der Untersuchung auf Tuberkelbazillen beweist jedoch noch nichts gegen Tuberkulose, da Tuberkelbazillen häufig fehlen können, was ich speziell für die Uterus-, Blasen- und Nierentuberkulose bestätigen kann.

Nach v. Rosthorn kann man Tuberkulose der weiblichen Geschlechtsorgane und des Bauchfells mit größter Wahrscheinlichkeit annehmen, wenn bei einem phthisisch veranlagten, hereditär belasteten oder ausgesprochen tuberkulösen Individuum, bei dem sich charakteristische Merkmale (Residuen von überstandenen tuberkulösen Prozessen, verdächtige Lungenaffektionen, Hornhauttrübungen, Knochen- oder Drüsennarben) vorfinden, Ascites auftritt und sich gleichzeitig tastbare Veränderungen an den Adneren, speziell Verdickung der Tuben, Vergrößerung des Uterus, stärkere Sekretion, eventuell käsigen Charakters aus dem letzteren, ulzeröse Prozesse an der Portio- und Scheidenschleimhaut oder an der Vulva nachweisen lassen.

Weiterhin sind bei der Diagnose als sehr wichtig zu erwähnen die von Hegar beschriebenen Knötchen im Douglas, die man besonders gut vom Mastdarm aus fühlen kann. Das Verhalten der Menstruation hat keinen diagnostischen Wert, da sowohl Menorrhagien wie auch Amenorrhöe beobachtet werden. Bei Berücksichtigung aller dieser diagnostischen Hinweise mag es in der Mehrzahl der Fälle wohl möglich sein, zu einer bestimmten Diagnose zu kommen. In einer weiteren Anzahl von Fällen gelingt der Nachweis auf diesem Wege jedoch nicht. So kann die betreffende Kranke äußerlich einen vollkommen gesunden Eindruck machen, bei genauester Exploration finden sich keinerlei Residuen von Tuberkulose oder Hinweise darauf hin, ein eventuell vorhandener Primärherd ist so klein resp. in einem derartigen latenten oder inaktiven Stadium, daß er übersehen wird resp. überhaupt nicht erkannt werden kann; trotzdem findet sich bei derartigen, zuweilen wirklich blühend gesund aussehenden Kranken eine Genitaltuberkulose, wie z. B. die aus irgend einer Indikation vorgenommene Operation ergibt. So lagen die Verhältnisse bei mehreren unserer Kranken, die z. B. unter der Diagnose Retroflexio fixata, altes Exsudat, alte Hämatocele usw. bisher behandelt waren. Seitdem wir auf Genitaltuberkulose — sit venia verbo — eingestellt sind, ist es uns recht häufig gelungen, meist mit Hilfe der diagnostischen Tuberkulin-Reaktion nachzuweisen, daß hinter einer derartigen fixierten Retroflexio, einem alten Exsudat unklarer Provenienz, hinter sog. unklaren Resistenzen usw. eine Tuberkulose steckte; und, um es noch einmal hervorzuheben, die Operation resp. der weitere Verlauf des Falles hat uns recht gegeben.

Daß die von Hegar und seinen Schülern erwähnten Knötchen, die übrigens nur in einem Teil der Fälle nachgewiesen werden können, uns bei der Diagnose einmal irreführen können, dürfte weiterhin bekannt sein. Sie können vorgetäuscht werden durch kleinere Metastasen eines Ovarialkarzinoms u. a. im hinteren Douglas, durch ähnliche Knötchen bei der Peritonitis nodosa (Gusserow) und schließlich durch verkalkte Appendices epiploicae, wie in meinem Fall 3.

Überhaupt ist ja die Diagnose besonders bei Peritonitis tuberkulosa bekanntlich zuweilen recht schwierig, ja vor der Operation überhaupt nicht zu stellen. Bekannt ist die Verwechselung abgesackter Exsudate mit Ovarialtumoren, ferner die Verwechselung mit Karzinom-Metastasen auf dem Peritoneum bei sog. geschwulstartiger Tuberkulisierung des Netzes (Fritsch) usw. Besondere diagnostische Schwierigkeiten ergeben sich ferner besonders bei der trockenen Form der Bauchfelltuberkulose und bei gewissen Formen chronischer nicht tuberkulöser Bauchfellerkrankung. In allen diesen Fällen ist uns das Alttuberkulin mit seiner fast ausnahmlos prompten diagnostischen Wirksamkeit außerordentlich wertvoll gewesen. In einer ganzen Reihe derartiger Fälle, wo wir sonst differentiell-diagnostisch nicht weiter kamen, hat uns das Tuberkulin nach der positiven oder negativen Seite hin die richtige Deutung gegeben. Der Wert der positiven Tuberkulin-Reaktion bei Peritoneal- und Urogenitaltuberkulose besteht nun nicht nur in der bekannten und weiter oben näher ausgeführten Beeinflussung des Allgemeinbefindens, sowie in der mehr oder minder ausgesprochenen Erhöhung der

Körpertemperatur, sondern vor allem in dem Auslösen einer lokalen Reaktion. Ohne diese Tatsache würde die probatorische Reaktion ganz erheblich an Wert verlieren. Sie würde allerdings, wenn sie positiv vorhanden wäre, auch ohne lokale Reaktion mit Sicherheit den Schluß gestatten, daß die fragliche Person irgendwo im Körper einen tuberkulösen Herd in sich trägt und sie könnte auch, wenn andere für Genitaltuberkulose sprechende Zeichen (Knötchen usw.) vorhanden sind, dazu beitragen, die Diagnose noch sicherer zu gestalten; dennoch würde bei nur allgemeiner und Fieber-Reaktion die Diagnose in einer Reihe von Fällen in suspenso bleiben.

Um diese Verhältnisse am besten zu veranschaulichen, will ich kurz einen Fall erwähnen, der mir soeben zur Beurteilung vorlag. Die blühend gesund aussehende und in vorzüglichen Ernährungsverhältnissen befindliche Patientin war wegen Retroflexio uteri fixata längere Zeit in Behandlung. Von anderer Seite war die Aufrichtung in Narkose versucht und im Anschluß daran entstand eine fieberhafte Erkrankung mit starken Schmerzen im Unterleib. Die innere Exploration ergab nunmehr neben der Retroflexio fixata eine Verdickung und starke Empfindlichkeit der Seitenteile.

Der betreffende Kollege hatte den Verdacht auf tuberkulöse Erkrankung der Adnexe, und das um so mehr, als die Patientin tuberkulös belastet war. Die probatorische Injektion verlief positiv auf 0,001 Alttuberkulin. Neben einer erheblichen Beeinträchtigung des Allgemeinbefindens und exzessiver Temperatursteigerung bestanden Husten und Stiche zwischen den Schulterblättern, also Erscheinungen, die eine tuberkulöse Affektion der Bronchialdrüsen wenigstens vermuten lassen. An den Genitalorganen zeigten sich keinerlei Zeichen einer lokalen Reaktion. Mit Rücksicht darauf stellte ich eine tuberkulöse Erkrankung an den Genitalorganen in Abrede. Die positive Tuberkulin-Reaktion war die Folge eines irgendwo vorhandenen latenten, inaktiven Herdes, wahrscheinlich in den Bronchialdrüsen, die fragliche Genitalerkrankung war die Folge einer chronischen Perimetritis, wahrscheinlich gonorrhoischer Natur, wofür mancherlei sprach.

Meine Erfahrungen sprechen dafür, daß bei Genitaltuberkulose, wenn sie nicht zu alt resp. noch nicht im Ausheilen begriffen ist, so gut wie stets auch eine Lokalreaktion nach diagnostischen Tuberkulin-Injektionen eintritt.. Diese Lokalreaktion äußert sich naturgemäß je nach dem Sitz der fraglichen Affektion verschieden.

Bei Blasentuberkulose besteht sehr starker und häufiger Urindrang mit gleichzeitigen Schmerzen in der Blasengegend; bei gleichzeitiger Nierentuberkulose — und nach Mirabeau und anderen ist die Blasentuberkulose immer sekundär nach Nierentuberkulose — besteht einseitige oder doppelseitige Schmerzhaftigkeit der Nierengegend, je nach einseitiger oder doppelseitiger Erkrankung der Nieren. Allerdings ist gerade bei der Blasen- und Nierentuberkulose der diagnostische Wert des Alttuberkulins nicht so ausschlaggebend, da wir hier meist noch besser mit Cystoskopie und Ureterenkatheterismus zum Ziele kommen. Bei Peritonealtuberkulose charakterisiert sich die Lokalreaktion durch Leibschmerzen und häufig auch durch mehr oder minder profuse Durchfälle. Bei Adnextuberkulose zeigen sich Leibschmerzen, Drang nach unten, Gefühl von Schwere im Becken usw. Über Uterustuberkulose, Vaginal- und Vulvatuberkulose habe ich nach dieser Richtung hin nicht genügend Erfahrungen. Ich komme auf diese Fragen noch einmal nach Aufzählung der mit diagnostischen Tuberkulin-Injektionen behandelten Fälle zurück. Diese Fälle sind kurz folgende:

Fall 1.*) Mimmi G., 24 Jahre, Haushälterin. Journ.-No. 21069. Die Patientin ist wegen Genital- und Bauchfelltuberkulose vor neun Jahren in der hiesigen Klinik laparotomiert. Bei der Operation fanden sich die Darmschlingen untereinander verbacken, das Peritoneum und die Tuben mit Tuberkelknötchen übersät. Kurz nach der Entlassung aus der hiesigen Klinik hat die Patientin noch ein Jahr lang an einer hartnäckigen Knochentuberkulose gelitten. In den letzten Jahren hat sie sich außerordentlich erholt, besonders an Gewicht erheblich zugenommen. Sie hält sich jetzt für vollkommen gesund und hat sich an uns gewandt mit der Frage, ob sie jetzt heiraten könne.

Es handelte sich um ein durchaus gesund aussehendes, sehr kräftiges Mädchen, bei dem weder an den Genitalorganen noch sonstwo am Körper Tuberkulose nachzuweisen war. Um ganz sicher zu gehen, stellten wir die Tuberkulinprobe an. Die Patientin reagierte auf 6 mg außerordentlich stark mit hohem Fieber (39.3) und erheblicher Beeinträchtigung des Allgemeinbefindens. Erst nach 48 Stunden war die Reaktion vollkommen abgeklungen. Der positive

---

*) Anmerkung: Die ersten 17 Fälle sind bereits in der früher erschienenen Arbeit erwähnt.[2]

Ausfall der Reaktion wies uns darauf hin, daß der Organismus der Patientin noch irgendwo Bazillen resp. tuberkulöses Gewebe enthält (latent inaktive Tuberkulose im klinischen Sinne). In der Erkenntnis, daß Schwangerschaft und Wochenbett auf die Entwicklung der Tuberkulose einen sehr nachteiligen Einfluß ausüben, ja daß sie eine seit langer Zeit latent gebliebene Tuberkulose von neuem auszulösen imstande sind, wird man dem Mädchen nur unter großen Bedenken zu der Eingehung einer Ehe raten können. Der Nutzen der Tuberkulinprobe liegt hier klar zutage.

Fall 2. Dora Z. Journ.-No. 20530. Hier fanden sich bei der Untersuchung im Abdomen zahlreiche Knötchen und strangartige Resistenzen, die auch bei der vaginalen Untersuchung im Douglas gefühlt werden konnten. Auf Injektion von 1 mg reagierte die Patientin in typischer Weise allgemein und lokal, damit war die Diagnose trockene Form der Bauchfelltuberkulose für uns sicher gestellt. Der spätere Verlauf der Erkrankung konnte unsere Diagnose bestätigen. Lungen- oder anderweitige Tuberkulose war hier nicht nachweisbar.

Fall 3. Johanne N., 28 Jahre, Landwirtsfrau. Journ.-No. 21013. Bei dieser Patientin, die wegen Retroflexio fixata in unsere Behandlung kam, fühlte man per vaginam und per rectum kleine harte Knötchen, auf deren Vorhandensein bei Genital- resp. Bauchfelltuberkulose bekanntlich schon Hegar aufmerksam gemacht hat. Die angestellte Tuberkulinprobe verlief durchaus negativ. Selbst auf 0,01 Tuberkulin reagierte die Patientin in keiner Weise. Die Laparotomie ergab das Fehlen einer Tuberkulose. Die gefühlten Knötchen erwiesen sich als verkalkte Appendices epiploicae.

Fall 4. Dorette B., 22 Jahre, Arbeiterin. Journ.-No. 20446. In diesem Falle handelte es sich um ein sehr kräftiges, gesund aussehendes Mädchen mit. sonst gesunden inneren Organen. Seit einem Vierteljahr klagte sie über starken Urindrang und Schmerzen beim Wasserlassen. Der Urin war trübe und enthielt Flocken und Gewebsfetzen. Im Sediment fanden sich zahlreiche Eiterkörperchen, spärliche Zylinder, keine Tuberkelbazillen trotz wiederholter Untersuchung. Die Sondierung der Ureteren ergab trüben Urin aus der rechten, klaren aus der linken Niere. Bei der angestellten Tuberkulinprobe ergab sich eine mittelstarke, positive Reaktion auf 0,003 Tuberkulin, besonders mit lokalen Erscheinungen, starke Schmerzhaftigkeit in der rechten Nierengegend, permanenter Urindrang.

Daneben Fieber (38,2⁰ C.) und Allgemeinerscheinungen. Die auf der chirurgischen Klinik vorgenommene Exstirpation der rechten Niere ergab eine ausgedehnte tuberkulöse Zerstörung derselben.

Fall 5. Minna H., 24 Jahre, Gastwirtsfrau. Journ.-No. 21009. Hier bestanden gleichfalls seit mehreren Monaten starker Urindrang und Schmerzen in der rechten Nierengegend. Der mäßig getrübte Urin enthielt keine Tuberkelbazillen. Die inneren Organe erwiesen sich sonst als gesund. Wegen Verdacht auf Nierentuberkulose erhielt die Patientin Tuberkulin-Injektionen. Auf 0,006 reagierte sie sehr stark mit Allgemeinerscheinungen, Temperatur 38,7 und auch lokal mit Schmerzen in der rechten Nierengegend. Wir haben die Patientin der chirurgischen Klinik zur weiteren Behandlung überwiesen.

Fall 6. Fräulein Dora F., 26 Jahre, Haustochter. Journ.-No. 20449. Diese Patientin wurde hier wegen Ovarialtuberkulose laparotomiert. In der Rekonvaleszenz bildete sich eine Tuberkulose der Bauchdecken heraus. Auf Tuberkulin-Injektionen reagierte die Patientin sehr stark positiv, und zwar allgemein und lokal. Auf 0,006 Tuberkulin 38,8⁰ Temperatur. Unter fortgesetzter Tuberkulin-behandlung bildeten sich gute Granulationen, die Wunde kam zur Heilung und der Allgemeinzustand besserte sich erheblich, so daß die Patientin geheilt die Klinik verließ.

Fall 7. Pauline K., 28 Jahre, Musikersfrau. Journ.-No. 20255. Bei dieser Patientin handelte es sich bei der Palpation mit großer Wahrscheinlichkeit um Adnextuberkulose. Auch hier konnte man die kleinen Knötchen im Douglas fühlen. Über der einen Lungenspitze ließ sich ein ganz geringfügiger Katarrh feststellen. Im Sputum keine Bazillen. Die angestellte Tuberkulin-probe verlief stark positiv, bei 0,001 Tuberkulin Temperatursteigerung bis 39,2⁰ C. Daneben Krankheitsgefühl und Schmerzen in der rechten Unterbauchseite. In den nächsten Monaten erhielt die Patientin unter langsamer Steigerung der Tuberkulinmengen und möglichster Vermeidung von Temperatursteigerungen 28 Injektionen mit altem Tuberkulin. Die anfänglich schon auf kleine Dosen (0,0005 Tuberkulin) stark reagierende Patientin vertrug schließlich 0,03 Tuberkulin ohne jede Beschwerden. Dabei gingen die Beschwerden ganz zurück. Die Gewichtszunahme betrug 16 Pfund. Die Patientin macht heute einen ganz gesunden Eindruck und ist völlig beschwerdefrei.

5*

Fall 8. Frau Elisabeth R., 25 Jahre, Arbeitersfrau. Journ.-No. 19780. Hier handelte es sich um eine ausgedehnte Uterus- und Adnextuberkulose. Der Ehemann litt an Nebenhodentuberkulose. Die Patientin erhielt mehrfach Tuberkulin-Injektionen zu therapeutischen Zwecken. Leider entzog sie sich frühzeitig der Behandlung, so daß in diesem Falle kein bestimmtes Urteil abgegeben werden kann.

Fall 9. Frau Lina A., 31 Jahre, Arbeitersfrau. Journ.-No. 20829. Die Untersuchung ergab einen faustgroßen, fluktuierenden Tumor vor dem Uterus. Temperatur normal. Über beiden Lungenspitzen spärliche katarrhalische Geräusche. Keine Bazillen. Die Tuberkulinprobe verlief stark positiv auf 1 mg unter allgemeinen und lokalen Erscheinungen. Temperaturanstieg auf $39,2^0$. Bei der Operation wurde eine Menge dickflüssigen Eiters entleert. Unter diesen Umständen handelte es sich wohl mit Sicherheit um einen abgekapselten tuberkulösen Abszeß in der Peritonealhöhle. Selbst wenn man annähme, daß auch die Lungenspitzenaffektion tuberkulöser Natur wäre und so die Reaktion ausgelöst hätte, so spricht doch in diesem Falle das Eintreten einer lokalen Reaktion (heftige Leibschmerzen) neben der Allgemeinreaktion für die tuberkulöse peritoneale Affektion. Eine später vorgenommene Behandlung mit Tuberkulin T. R. hatte einen sehr günstigen Einfluß auf den weiteren Verlauf der Krankheit. Leider mußte sie vorzeitig aufgegeben werden, da Patientin die Klinik vor dem Abschluß der Behandlung verließ.

Fall 10. Frau Dina K., 23 Jahre, Bergmannsfrau. Journ.-No. 20304. Bei dieser Patientin handelte es sich um ein unabhängig vom Wochenbett langsam entstandenes, das ganze kleine Becken ausfüllendes Exsudat. Uterus und Tuben waren nicht herauszutasten. Da sich keine anderen Anhaltspunkte für die Entstehung des Exsudats nachweisen ließen und die Patientin hereditär tuberkulös belastet war, so wurde die Diagnose eines Exsudats auf tuberkulöser Grundlage in Erwägung gezogen. Die Tuberkulinprobe fiel sehr stark positiv auf 1 mg aus. Auch traten neben hohem Fieber $(39,7^0)$ und Allgemeinerscheinungen lokale Symptome auf, bestehend in starker Schmerzhaftigkeit der unteren Bauch- und Beckengegend. Eine tuberkulöse Lungenaffektion war nicht mit Sicherheit nachweisbar.

Fall 11 und 12. Frau Anna B., 23 Jahre, Arbeitersfrau, und Charlotte A., 37 Jahre, Maschinenputzersfrau. Journ.-No. 20907 und 21010. In beiden Fällen handelte es sich um eine zweifelhafte

Adnexerkrankung, wobei klinisch Genitaltuberkulose nicht mit Sicherheit ausgeschlossen werden konnte. Beide Male verlief die Reaktion absolut negativ. Der spätere Verlauf der Erkrankung konnte den negativen Ausfall der Tuberkulin-Reaktion durchaus rechtfertigen.

Fall 13. Frau Anna H., 31 Jahre, Klempnersfrau. Journ.-No. 21 007. In diesem Falle handelte es sich um eine alte Peri- und Parametritis. Trotz vorzüglicher Ernährung und sonstiger therapeutischer Maßnahmen befand sich die Frau in einem sehr elenden Ernährungszustande. Da die Patientin einen ganz geringfügigen Spitzenkatarrh ohne Sputum oder andere Symptome hatte, so dachten wir daran, ob nicht eine beginnende Lungentuberkulose hinter dieser Resistenzverminderung des Organismus stecken könnte. Die angestellte Tuberkulinprobe verlief positiv auf 0,006 Tuberkulin. Wir konnten nunmehr der Patientin raten, sich ihrer Lungenaffektion wegen in sachgemäße Behandlung zu begeben.

Fall 14. Frau Auguste H., 36 Jahre, Schneidermeistersfrau. Journ.-No. 20437. Bot genau dasselbe Krankheitsbild.

Fall 15. Frau Karoline P., 39 Jahre, Arbeiterswitwe. Journ.-No. 21 023. Diese Patientin war uns wegen Eudometritis und unbestimmter Krankheitserscheinungen meist nervöser Natur zur gutachtlichen Äußerung überwiesen. Außer der erwähnten Eudometritis konnten wir einen doppelseitigen mäßigen Lungenspitzenkatarrh konstatieren. Die angestellte Tuberkulinprobe verlief durchaus negativ. Es war uns diese Tatsache für die Abfassung unseres Gutachtens von großer Wichtigkeit.

Fall 16. Luise T., 30 Jahre, Arbeitersfrau. Journ.-No. 21 231. Diese Patientin, die hereditär tuberkulös belastet ist, will selbst immer gesund gewesen sein. Seit einigen Wochen bemerkt sie ein Stärkerwerden des Leibes. Daneben bestehen zeitweise Durchfälle und Leibschmerzen. Die Untersuchung ergab eine schlecht genährte, blasse Frau. Eine Tuberkulose anderer Organe war nicht nachweisbar, auch nicht per rectum. Da die andern Organe gesund waren, wurde die Diagnose auf Bauchfelltuberkulose gestellt. Zur Sicherung der Diagnose injizierten wir der Patientin 0,001 Tuberkulin, worauf sie stark reagierte. 38,7° C., starke Leibschmerzen, erhebliche Beeinträchtigung des Allgemeinbefindens. Die Laparotomie bestätigte die Diagnose.

Fall 17. Johanna W., 24 Jahre, Hausmädchen. Bei dieser Patientin, einer Schwangeren, handelte es sich um die Bildung verschieden großer Knoten in der linken Mamma, die uns wegen der hereditären Belastung des Mädchens auf Tuberkulose verdächtig waren. Die Tuberkulinprobe verlief durchaus negativ. Ein Einfluß des Tuberkulins auf den Fötus war nicht erkennbar. Die spätere chirurgische Behandlung der Patientin kennzeichnete diese Knoten als Enchondrome der Mamma.

Fall 18. Christine B., 32 Jahre, Kaufmannsfrau. Journ.-No. 21324. Keine erbliche Belastung. Seit längerer Zeit starke Leib- und Rückenschmerzen. Seit Jahren Stuhlverstopfung. Menses alle 3 Wochen, stark und schmerzhaft. Lungen anscheinend gesund. Auch an andern Organen Tuberkulose nicht nachweisbar.

Befund: Uterus retroflektiert, fixiert. Neben dem Uterus auf beiden Seiten ausgedehnte resistente Massen. Per rectum keine Knötchen. Wegen Verdacht auf Tuberkulose probatorische Tuberkulin-Injektion. Auf 0,001 Alttuberkulin Schüttelfrost und 39,2, Krankheitsgefühl, lokale Reaktion, bestehend in sehr starken Leibschmerzen. Die Operation bestätigte den Ausfall der Tuberkulinprobe.

Fall 19. Auguste B., 59 Jahre, Zimmermannsfrau. Journ.-No. 21430. Keine Belastung. Seit $^1/_4$ Jahr Stärkerwerden des Leibes, Krankheitsgefühl, Abmagerung, Durchfälle. Lungen- und anderweitige Tuberkulose nicht nachweisbar. Seit 10 Jahren Menopause.

Befund: Uterus senil involviert, retrovertiert. Per vaginam sonst nichts besonderes. Starker Ascites, darin harte Resistenzen nachweisbar. Die Diagnose schwankte zwischen Bauchfelltuberkulose und Ascites infolge malignen Tumors (Ovarium?). Probatorische Tuberkulin-Injektion negativ. Die Probelaparotomie ergibt einen inoperablen papillären Ovarialtumor.

Fall 20. Marie W., 20 ·Jahre, Kaufmannstochter. Journ.-No. 21439. Eltern gesund. Eine Schwester lungenleidend. Selbst früher immer gesund. Seit 4 Monaten Leibschmerzen, Appetitlosigkeit, Stärkerwerden des Leibes, Durchfälle, Nachtschweiße. Menses meist unregelmäßig, häufig ausbleibend, zuletzt vor 3 Monaten.

Befund: Stark abgemagertes, sehr blasses Mädchen mit phthisischem Habitus. Flacher Thorax. An den Lungen und auch sonst nichts für Tuberkulose Sprechendes nachweisbar. Leib aufgetrieben, gedämpfter Schall unterhalb des Nabels. In diesem Gebiet knoten- und strangartige Resistenzen. Uterus bei der vaginalen Untersuchung schwer austastbar, anscheinend anteflektiert und von normaler Größe. Rechts und links sowie hinter dem Uterus harte unbestimmte Resistenzen, die sich auch bis zum Nabel herauf erstrecken und die hier in toto einen tumorartigen Eindruck machen. Per rectum fühlt man im Douglas kleine Knötchen. Wir stellten die Diagnose auf Peritonitis tuberkulosa sicca und Adnextuberkulose. Tuberkulinprobe stark positiv. Temperatur 39° C., Krankheitsgefühl, ausgesprochene lokale Reaktion, bestehend in sehr heftigen Leibschmerzen. Behandlung mit Neutuberkulin T. R. (siehe später).

Fall 21. Helene H., 21 Jahre, Schuhmachersfrau. Journ.-No. 21582. Keine Belastung. Immer gesund gewesen. Niemals schwanger. Aufnahme am 3. August 1905. Im November 1904 letzte normale Regel. Patientin hielt sich dann für schwanger. Im Februar Wiedereintritt der Regel; kein Fruchtabgang. Dann wieder normale Menses. Seit einigen Monaten Leib- und Rückenschmerzen, Fieber, Durchfälle, Nachtschweiße und Abmagerung. Der Leib soll bis vor kurzem noch stärker gewesen sein.

Befund: Anämische, magere Frau. Lungen- und anderweitige Tuberkulose nicht nachweisbar. Scheide eng, Uterus klein, anteflektiert, retroponiert. In der Gegend der rechten Adnexe knotenartige unbewegliche Resistenzen. Links neben dem Uterus ein etwa eigroßer unbeweglicher Tumor, der sich nach dem Uterus zu verjüngt. Per rectum fühlt man im Douglas rechts kleinere und größere Knollen, oberhalb der Symphyse unbestimmte Resistenzen. Die Diagnose schwankte zwischen Peritoneal- und Adnextuberkulose und abgelaufener Tubargravidität. Tuberkulinprobe schwach positiv. Temperatur 38, Durchschnittstemperatur 36,6—36,8. Keine Lokalreaktion. Beeinträchtigung des Allgemeinbefindens. Die nach einem Jahr vorgenommene Nachuntersuchung ergibt folgendes: Blühend gesund aussehende Frau mit keinerlei Beschwerden, Menses regelmäßig, nicht schmerzhaft. Die vaginale Exploration ergibt einen ganz normalen Genitalbefund. Der Verlauf der Tuberkulinprobe und der jetzige Befund sprechen dafür, daß die Patientin damals an wahrscheinlicher Tubargravidität mit Hämatocele gelitten hat. Dafür spricht das Ausbleiben der lokalen Reaktion. Die Temperatursteigerung und die Beeinträchtigung des Allgemeinbefindens sind die

Folge eines anderweitigen nicht zu lokalisierenden tuberkulösen Herdes (Bronchialdrüsen?).

Fall 22. Frau Marie N., Schmiedsfrau, 57 Jahre. Journ.-No. 21 676. Keine Belastung. Früher immer gesund. Seit einigen Monaten angeschwollener Leib und Leibschmerzen, Abmagerung. Seit 8 Jahren Menopause.

Befund: Magere, leidend aussehende Frau. Über der linken Lungenspitze ganz geringfügiger Katarrh ohne Bazillen.

Genitalbefund: Uterus anteflektiert, durch Tumormassen nach vorn gedrängt. Der Beckeneingang wird fast vollständig von einem hinter dem und beiderseits vom Uterus tastbaren Tumor überdacht. Per rectum fühlt man die knollige Zusammensetzung der Tumormassen, die sich nirgend deutlich abgrenzen lassen. Auch von den Bauchdecken aus machen die Massen einen tumorartigen Eindruck. Obwohl der Gedanke einer Peritoneal- und Adnextuberkulose wegen des Alters der Patientin nicht viel für sich hatte, stellten wir die probatorische Tuberkulinprobe an. Dieselbe verlief positiv auf 0,003 Alttuberkulin. Temperatur 38,2⁰. Beeinträchtigung des Allgemeinbefindens, lokale Reaktion (Leibschmerzen).

Die Laparotomie ergab adhäsive, trockene, tuberkulöse Peritonitis. Bei dem Alter der Patientin, der starken Abmagerung usw. lag hier der Gedanke einer malignen Neubildung viel näher als die Diagnose Peritonealtuberkulose. Dieser Fall demonstriert also sehr gut den Nutzen der diagnostischen Tuberkulin-Injektionen.

Fall 23. Frau Auguste E., 28 Jahre, Schlossersfrau. Journ.-No. 21 679. Keine Belastung. Früher Lungenkatarrh und Bleichsucht. Menses o. B. Schmerzen im Unterleib. Niemals schwanger.

Befund: Auf der rechten Lungenspitze ganz geringer Katarrh.

Genitalbefund: Uterus von normaler Größe, anteflektiert. Links fühlt man neben und hinter dem Uterus einen kleinapfelgroßen, mit dem Uterus in ziemlich breiter Verbindung stehenden harten und teilweise höckrigen, fast unbeweglichen Tumor. Rechtes Ovarium etwas vergrößert, gut beweglich. Tuberkulinprobe positiv auf 0,003 Alttuberkulin. Beeinträchtigung des Allgemeinbefindens. Temperatur 38⁰. Keine lokale Reaktion. Demnach muß die positive Reaktion als Folge des früher vorhandenen und auch jetzt noch nicht völlig ausgeheilten Lungenprozesses aufgefaßt werden. Die Genitalveränderungen werden als gonorrhoische Affektion angesprochen, wofür schon von vornherein Anhaltspunkte vorlagen.

Der weitere Verlauf bestätigte diese Annahme. Die kürzlich vorgenommene Nachuntersuchung (nach einem halben Jahr) ergab: Blühend gesund aussehende Frau (Gewicht 120 Pfund). Genitalbefund im großen und ganzen unverändert, doch ist zweifellos die linke Adnexschwellung etwas zurückgegangen. Die Patientin gibt nachträglich an, daß das Leiden mit starkem Ausfluß begonnen habe, und auch aus einem Bericht des früher behandelnden Arztes geht hervor, daß derselbe von vornherein eine Gonorrhoe angenommen hatte. Alles dieses bestätigte unsere durch den Verlauf der probatorischen Tuberkulinprobe begründete Annahme: Lungentuberkulose, nicht tuberkulöse Genitalerkrankung. Auch dieser in seinem weiteren Verlauf genau beobachtete Fall dürfte den diagnostischen Wert des alten Tuberkulins vortrefflich demonstrieren.

Fall 24. Frau Lina L., 33 Jahre, Lehrersfrau. Journ.-No. 21715. Aufgenommen 16. Oktober 1905. Keine Belastung. Selbst immer gesund. 5 Aborte, zuletzt Juni 1905. Seit 7 Wochen Blutungen, Leibschmerzen, Stärkerwerden des Leibes, Krankheitsgefühl, Abmagerung.

Befund: Blasse, schlecht genährte Frau, Lungen- und anderweitige Tuberkulose nicht nachweisbar.

Genitalbefund: Scheide eng, Uterus anteflektiert, von normaler Größe. Rechts neben und hinter dem Uterus fühlt man einen bis etwa 2—3 Querfingerbreit über die Symphyse rechts hinaufragenden Tumor (?) mit unebener Oberfläche. Der fragliche Tumor verliert sich hinter dem Uterus und nach links in unklare Resistenzen. Per rectum fragliche Knötchen. Wir stellten die Diagnose auf abgekapseltes tuberkulöses peritoneales Exsudat und tuberkulöse Adnexerkrankung. Positive Tuberkulin-Reaktion auf 0,006 Alttuberkulin. Temperatur 38,1 ⁰ C. (Durchschnittstemperatur nicht über 36,7 ⁰ C.). Stark beeinträchtigtes Allgemeinbefinden. Lokale Reaktion (Leibschmerzen). Später Behandlung mit Neutuberkulin (siehe dort).

Fall 25. Fräulein Louise D., 29 Jahre, Haustochter. Journ.-No. 21727. Aufnahme 23. Oktober 1905. Keine Belastung. 1893 Resektion eines Kniegelenks wegen Tuberkulose in der hiesigen chirurgischen Klinik. Seit 2 Jahren häufiger Urindrang und Schmerzen beim Wasserlassen, Schmerzen in der linken Nierengegend. Der Urin muß $\frac{1}{2}$ stündlich gelassen werden. Vielfach wegen „chronischen Blasenkatarrhs" in ärztlicher Behandlung.

Befund: Blühend gesund aussehendes Mädchen. Alte Narbe in der Gegend des rechten Kniegelenks. Ankylose dieses Gelenks. Keine Lungen- oder anderweitige Tuberkulose. Urin eitrig. Tuberkulin-Reaktion positiv auf 0,006. Temperatur 38,1 ⁰ C. bei einer sonstigen Durchschnittstemperatur von 37,1—37,2 ⁰ C. Sehr starke Lokalreaktion: dauernder, sehr schmerzhafter Urindrang, Schmerzen in der Blasengegend. Die cystoskopische Untersuchung bestätigte den Ausfall der Tuberkulinprobe: Starke Rötung des Collum; im Fundus mehrere größere und kleinere Ulzera, daneben mehrere grau-weiße Knötchen. Behandlung mit Neutuberkulin T. R. (siehe später).

Fall 26. Frau Martha Z., 25 Jahre, Arbeitersfrau. Journ.-No. 21834. Keine Belastung. Selbst immer gesund. Menses in der letzten Zeit seltener, alle 5—6 Wochen. 2 normale Geburten und Wochenbetten, Kinder selbst gestillt. Letzte Geburt vor $1^1/_2$ Jahren. Seit 6 Wochen Fieber und Stärkerwerden des Leibes, profuse Durchfälle, Leibschmerzen, Nachtschweiße.

Befund: Blasse, dekrepide Frau. Lungentuberkulose nicht nachweisbar. An der rechten Ulna über dem Handgelenk tuberkulöser Abszeß. Starker Ascites. Uterus deszendiert, anteflektiert. Per rectum im Douglas fragliche Knötchen. Damit war für uns die Diagnose Bauchfelltuberkulose gesichert. Da die Patientin dauernd Temperaturen zwischen 37 und 39⁰ C. (morgens Remissionen) hatte und mir aus meiner früheren Tätigkeit bekannt war, daß es in manchen Fällen gelingt, mit ausgesprochenen Tuberkulin-Reaktionen die Temperatur dauernd normal zu machen, so erhielt die Patientin 0,001 und 0,003 Alttuberkulin abends injiziert. Die sonst vorhandenen Morgenremissionen (gewöhnlich ca. 37 ⁰ C.) blieben danach aus. Am folgenden Morgen nach der Injektion von 0,003 stieg die Temperatur sogar bis 39,7 ⁰ C. Dabei starke allgemeine und lokale Reaktion, Durchfälle und Leibschmerzen. Der erwartete Erfolg trat ein; die Patientin wurde entfiebert. Dieser Fall zeigt aber ferner, daß es auch möglich ist, bei fiebernden Kranken die Tuberkulin-Reaktion anzustellen, vorausgesetzt, daß Remissionen vorhanden sind. Da die niedrigste Temperatur gewöhnlich am Morgen vorhanden ist, so müßte man also die diagnostische Dosis am Abend vorher injizieren. Ja man könnte vielleicht selbst bei dauernd hoch Fiebernden eine Tuberkulinprobe anstellen und die etwa eintretende Lokalreaktion diagnostisch verwerten. Im Interesse einer völlig einwandfreien Tuberkulindiagnose und auch wohl meist im Interesse der Kranken wird es allerdings sein, die diagnostischen Injektionen bei fieberfreien Personen vorzunehmen, wie das ja Koch schon von vornherein betonte. Immerhin wird man sich in gewissen geeigneten Fällen von dieser Vorschrift entbinden können. Die Patientin wurde dann therapeutisch mit Neutuberkulin T. R. behandelt (siehe später).

Fall 27. Fräulein Marie G., 16 Jahre, Haustochter. Journ.-No. 21835. Keine Heredität. Immer gesund. Seit 9 Wochen Stärkerwerden des Leibes, Leibschmerzen und Durchfälle. Menses sonst regelmäßig, seit 9 Wochen ausgeblieben.

Befund: Mäßig genährtes, blasses Mädchen. Über der rechten Lungenspitze fraglicher Befund. Sehr reichlicher Ascites. Per rectum diffuse Resistenzen im Douglas. Da die Patientin dauernd zwischen 37 und 39° C. mit morgendlichen Remissionen fieberte, so erhielt sie Injektionen mit Alttuberkulin, um damit, wie im vorigen Falle, eine Entfieberung zu versuchen. Auch hier trat nach einer Injektion von 0,003 Alttuberkulin am nächsten Morgen anstatt der Remission eine Temperaturerhöhung auf 39° C. ein. Daneben ausgesprochenes Krankheitsgefühl (Kopfschmerzen, Erbrechen) und lokale Reaktion (Durchfälle, Leibschmerzen). Nach abgelaufener Reaktion kehrte die Temperatur allmählich zur Norm zurück, so daß auch hier der Versuch einer Entfieberung durch Auslösung ausgesprochener Reaktionen gelungen war. Spätere Behandlung mit Neutuberkulin (siehe weiter unten).

Fall 28. Frau Frida R., 23 Jahre, Arbeitersfrau. Journ.-No. 21907. Keine Belastung. Selbst vor 2 Jahren angeblich wegen Bauchwassersucht behandelt. Vor einem Jahr angeblich Gebärmutterkatarrh und Eierstocksentzündung. Menses schwach, häufig ausbleibend. Seit mehreren Wochen starke Leibschmerzen, zeitweise Durchfälle, Abmagerung bei Zunahme des Leibesumfangs. Keine Nachtschweiße, kein Husten.

Befund: Blasse, schlecht genährte Frau. Lungen- und anderweitige Tuberkulose nicht nachweisbar. Sehr reichlicher Ascites. Uterus anteflektiert. In der Gegend der linken Adnexe knotenartige Resistenzen. Tuberkulinprobe positiv auf 0,001, allgemein und lokal. Temperatur 38,5° C. Erhebliche Beeinträchtigung des Allgemeinbefindens, starke Leibschmerzen und Durchfälle. Spätere Behandlung mit Neutuberkulin (siehe unten).

Fall 29. Frau Johanna F., 37 Jahre, Arbeitersfrau. Journ.-No. 21912. Keine Belastung. Immer gesund. Seit einem Jahr Menorrhagien, Leibschmerzen und Druck auf den Mastdarm.

Befund: Gut genährte, gesund aussehende Frau. Über der rechten Lungenspitze ein fraglicher Befund. Uterus anteponiert, anteflektiert. Hinter ihm und links eine wenig bewegliche Resistenz, die bis an die Beckenwand herangeht. Wegen Verdacht auf Tuberkulose probatorische Tuberkulin-Injektion. Dieselbe verläuft negativ. Die weitere Beobachtung bestätigte gleichfalls die anfangs vermutete Diagnose nicht.

Fall 30. Frau Elise M., 31 Jahre, Maurersfrau. Journ.-No. 21958. Aufnahme am 22. Januar 1906. Keine Belastung. Selbst immer gesund. Vor 2—3 Monaten wegen „Bauchfellentzündung“ im Krankenhaus behandelt. Im Oktober 1905 Abort. Danach soll die Regel 8 Wochen ausgeblieben sein. Seit dieser Zeit Leibschmerzen und Stuhlverstopfung. Im Dezember Wiedereintritt der Menses in starker Intensität und mit Leibschmerzen.

Befund: Blasse, mäßig genährte Frau. Lungen- und anderweitige Tuberkulose nicht nachweisbar. Uterus anteponiert, anteflektiert. Über und hinter dem Uterus harte, höckrige Massen, die bis über die Symphyse (hinter dem Uterus) heraufragen. Per rectum fühlt man den Mastdarm etwas eingeengt. Rechts neben dem Uterus fühlt sich die Resistenz cystisch und rundlich an. Die Diagnose schwankte zwischen Exsudat, Tumor mit Exsudationen, Tubargravidität und Tuberkulose. Die Tuberkulinprobe verlief positiv auf 0,001 Alttuberkulin. Temperatur 38,2° C. (Durchschnittstemperatur unter 37° C.). Krankheitsgefühl, Erbrechen, Husten, Stiche zwischen den Schultern, aber keine lokale Reaktion im Bereich der Genitalorgane. Die Deutung des Falles ist nach dem Ausfall der Tuberkulinprobe folgende: Die positive Tuberkulin-Reaktion ist bei dem vollkommen negativen Befund einer genitalen Lokalreaktion als Folge eines anderweitigen latenten, nicht ausgeheilten tuberkulösen Herdes aufzufassen. Dieser Herd sitzt mit großer Wahrscheinlichkeit in einer Bronchialdrüse; darauf deuten der Hustenreiz und die Stiche zwischen den Schulterblättern auf der Höhe der positiven Reaktion hin. Die Veränderungen an den Genitalorganen sind als Folgen einer älteren Hämatocele resp. Tubaraborts aufzufassen, worauf ja auch die Anamnese hindeutete.

Die weitere Beobachtung des Falles ergab folgendes: Nach $^3/_4$ Jahren stellte sich die Patientin zur Nachuntersuchung vor. Sie sah gesund aus und hatte keinerlei Beschwerden. Die Untersuchung per vaginam ergab bis auf ganz geringe, kaum nachweisbare, undeutliche Resistenzen normalen Befund. Die vor einem $^3/_4$ Jahr also noch vorhandenen recht erheblichen Veränderungen waren so gut wie ganz zurückgegangen. So bestätigte also auch der weitere Verlauf dieses Falles unsere auf Grund des Ausfalls der Tuberkulinprobe gemachte oben erwähnte Annahme. Der Fall ist zugleich ein wertvoller Beitrag für die Beurteilung der diagnostischen Tuberkulinprobe.

Fall 31. Frau Minna L., 28 Jahre, Heizersfrau. Journ.-No. 21959. Keine Belastung. Selbst vor 6 Jahren wegen Drüseneiterung am Hals operiert. Seit einigen Monaten zu häufige und zu starke Menses, Schmerzen im Leib, Druck auf den Mastdarm, zeitweise Verstopfung.

Befund: An der linken Halsseite eine alte Narbe. Lungen- und anderweitige Tuberkulose nicht nachweisbar. Die Untersuchung in Narkose ergab: Uterus retroflektiert, von normaler Größe, fixiert. Zwischen Uterus und Rektum eine breite knollige Fixation. Die Operation ergibt folgendes: Nach Eröffnung der Bauchhöhle zeigt sich der Uterus retroflektiert und fixiert mit dem Rektum durch einen dicken, mit Knötchen besetzten Strang, in dem die Douglas-Falten gleichfalls verdickt und mit Knötchen besetzt verlaufen. Der nach dem Rektum zu gelegene Teil der Douglas'schen Falten ist besonders stark affiziert, so daß man den Eindruck hat, daß der tuberkulöse Prozeß vom Rektum ausgegangen ist und dann seinen weiteren Weg entlang den Douglas schen Falten genommen hat (siehe weiter oben). Auch auf dem ganzen Beckenperitoneum kleine Knötchen. Adnexe unverändert. Um gewissermaßen den Wert der diagnostischen Tuberkulinprobe zu kontrollieren, erhielt die Patientin Alttuberkulin-Injektionen 3 Wochen nach der Operation. Positive Reaktion auf 0,003. Temperatur 38° C. (Durchschnittstemperatur unter 37° C.), Krankheitsgefühl, starke Leibschmerzen. Auf 0,006 reagierte übrigens die Patientin noch viel stärker; die Temperatur stieg auf 39,1° C. usw. Derartige Fälle sind für die diagnostische Tuberkulinfrage von hohem Wert, und man sollte bei allen Fällen von Genitaltuberkulose usw., die vorher nicht erkannt sind und nachher durch die Operation klargestellt sind, nachträglich

Tuberkulin auch aus diagnostischen Zwecken injizieren, um so retrospectiv den Wert der Methode zu ermessen.

Fall 32. Lina H., 20 Jahre, Haustochter. Journ.-No. 21961. Keine Belastung. Vor 4 Jahren in der hiesigen Frauenklinik wegen Retroflexio uteri mobilis behandelt. Seit kurzer Zeit Durchfälle, Leibschmerzen und Fieber. Menses stark und langanhaltend. Regel niemals ausgeblieben. Früher niemals schwanger.

Befund: Blasses, mäßig genährtes Mädchen. Geringer linksseitiger Spitzenkatarrh ohne Auswurf. Scheide eng, Uterus von normaler Größe, retroflektiert, fixiert. Direkt an ihn an setzen sich nach hinten, rechts und besonders nach links unbewegliche, harte und unebene Massen an. Per rectum fühlt man im Douglas kleine Knötchen. Die erwähnten harten Massen umgreifen auch das Rektum, besonders links. Danach handelte es sich um eine fixierte Retroflexio uter. auf Grund wahrscheinlicher Tuberkulose. Die probatorische Tuberkulin-Injektion fiel positiv auf 0,006 aus. Temperatur 39° C. Erhebliche Beeinträchtigung des Allgemeinbefindens, Leibschmerzen. Die vorher leicht bewegliche, meist erhöhte Körpertemperatur ging auch in diesem Fall nach der Reaktion auf die Norm dauernd herunter. Auch hier handelte es sich anscheinend um eine Tuberkulose, die sich hauptsächlich wohl in der Gegend des Douglas resp. der Douglas'schen Falten lokalisierte. Spätere Behandlung mit Neutuberkulin T. R. (siehe unten).

Fall 33. Frau Bertha Sp., 35 Jahre, Werkmeistersfrau. Journ.-No. 21975. Keine Belastung. Selbst vor 7 Jahren angeblich wegen Bauchwassersucht punktiert (1 Eimer Flüssigkeit). Patientin klagt über aufgetriebenen Leib, starke Schmerzen im Unterleib, die zeitweise kolikartig auftreten, Urindrang und Durchfälle. Menses in der letzten Zeit nur schwach.

Befund: Blasse, mäßig genährte Frau. Lungen- und anderweitige Tuberkulose nicht nachweisbar. Scheide weit. Uterus läßt sich nicht scharf abgrenzen, verliert sich in einen bis zum Nabel reichenden weichen Tumor (?), der rechts und links höckrige Partien aufweist. Auch im Becken unklare Resistenzen. Im Douglas fragliche Knötchen. Sondenlänge des Uterus 8 cm. Temperatur normal. Die Diagnose konnte nach dem Befund nicht sicher gestellt werden, sie schwankte zwischen Tuberkulose und Ovarialtumor, vielleicht mit maligner Entartung und Metastasen. Tuberkulinprobe stark positiv auf 0,003. Temperatur 38,6° C. Erbrechen und Leibschmerzen.

Der weitere Verlauf bestätigte die auf Grund der Tuberkulin-Reaktion gestellte Diagnose einer Peritoneal- und Adnextuberkulose. Auch in diesem Fall liegt der Nutzen der diagnostischen Alttuberkulinanwendung klar zutage. Weitere poliklinische therapeutische Behandlung mit Alttuberlin (siehe unten).

Fall 34. Fräulein **Frida B.**, 23 Jahre, Haustochter. Journ.-No. 22018. Keine Belastung. Bis vor $\frac{1}{2}$ Jahr immer gesund. Menses o. B. Seit einiger Zeit Stärkerwerden des Leibes, Leibschmerzen, Abmagerung und Krankheitsgefühl, Erbrechen.

Befund: Blasses, sehr elendes Mädchen. Lungen- und anderweitige Tuberkulose nicht nachweisbar. Scheide eng, Uterus klein, läßt sich jedoch nicht genau abtasten, da er von harten, tumorartigen Massen umgeben ist, die den ganzen Douglas ausfüllen und sich auch in die Parametrien hinein erstrecken. Eine knotenartige Verdickung findet sich in der Gegend der Plica vesico-uterina. Oberhalb der Symphyse hat man ein schwappendes Gefühl bei der Palpation. Hier gedämpfter Schall (abgekapseltes Exsudat? verbackene Darmschlingen?). Per rectum fühlt man die harten Massen im Douglas. Der Mastdarm ist besonders nach rechts hin von harten Massen umgeben. Die Diagnose schwankte zwischen Ovarialkarzinom mit Metastasen und Peritoneal- und Adnextuberkulose. Reaktion vollkommen negativ, auch lokal. Die spätere, von anderer Seite ausgeführte Laparotomie und Sektion bestätigte unsere Diagnose eines inoperablen Ovarialkarzinoms.

Fall 35. Frau **Elisabeth N.**, 44 Jahre, Maurersfrau. Journ.-No. 22112. Keine Belastung. In den letzten Jahren Husten und Auswurf. Seit 2—3 Monaten Nachtschweiße, Anschwellung des Leibes, Krankheitsgefühl. Stuhl angehalten.

Befund: Blasse, schlecht genährte Frau. Geringer Katarrh der rechten Lungenspitze. Im Auswurf keine Bazillen. Sehr starker Ascites, Leibesumfang 92 cm.

Der Genitalbefund ist anscheinend normal. Danach war die Diagnose einer Peritonealtuberkulose allerdings sicher gestellt. Um den diagnostischen Wert der Tuberkulinprobe auch in diesem Fall zu demonstrieren, erhielt die Patientin 0,001 Alttuberkulin, worauf sie in typischer Weise allgemein, lokal und mit Temperaturerhöhung reagierte: 39,5° C., Erbrechen, Leibschmerzen und Durchfälle. Im Anschluß daran therapeutische Behandlung mit Neutuberkulin T. R. (siehe unten).

Fall 36. Martha W., 50 Jahre, Hausdame. Journ.-No. 22165. Keine Belastung. Selbst nie ernstlich krank. Seit einigen Monaten unregelmäßige Blutungen und Schmerzen im Rücken.

Befund: Gesund aussehende, kräftige Frau. An den abhängigen Lungenpartien geringer einfacher Katarrh. Scheide eng, Uterus anteflektiert, etwas vergrößert, in der vorderen Wand mehrere derbe Knollen. Im Douglas unklare Resistenzen. Schleimhaut verdickt (Endometritis fungosa). Die diagnostische Tuberkulinprobe fiel völlig negativ aus. Die weitere Beobachtung sprach ebenfalls gegen Tuberkulose.

Fall 37. Frau Louise St., 26 Jahre, Postbeamtenfrau. Journ.-No. 22188. Keine Belastung. Immer gesund. Kommt wegen unregelmäßiger Blutungen. Bei der Untersuchung der sonst gesunden Frau finden sich im hinteren Scheidengewölbe mehrere verschieden große Knoten, die den Verdacht auf Tuberkulose erwecken. Tuberkulin-Reaktion negativ. Die mikroskopische Untersuchung eines Knötchens ergibt Fibroma glandulare.

Fall 38. Helene A., 24 Jahre, Haustochter. Journ.-No. 22227. Keine Belastung. Selbst immer gesund. Seit einigen Monaten häufiger und schmerzhafter Urindrang. Der Urin muß alle halbe Stunden gelassen werden und ist stets ganz trübe, zeitweise auch blutig. Daneben starke, fast dauernde Schmerzen oberhalb der Symphyse, die so stark sind, daß die Patientin ganz gebückt geht.

Befund: Gesund aussehendes, mäßig genährtes Mädchen. Doppelseitiger geringer Lungenspitzenkatarrh ohne Auswurf und Bazillen. Linke Niere palpabel, druckempfindlich, ebenso der Verlauf des linken Ureters. Urin trübe, stark eitrig. Im Sediment keine Tuberkelbazillen. (Die Patientin wird vom Arzt wegen doppelseitiger Ovarialtumoren mit sekundärer Cystitis in die Klinik geschickt.)

Die Untersuchung in Narkose ergibt per vaginam eine enorme Verdickung der ganzen Blase. Die Blasenwand ist ganz durchsetzt mit größeren und kleineren Knoten. Uterus anteflektiert. In der Gegend der Adnexe mäßige Resistenzen, besonders links. Dem klinischen Verlauf und der Untersuchung nach handelte es sich um eine hochgradige Blasen- und jedenfalls auch Adnextuberkulose.

Die Tuberkulinprobe fiel positiv auf 0,003 Alttuberkulin aus. Temperatur 38° C. (Durchschnittstemperatur stets unter 37° C.). Sehr starke Leibschmerzen und Urindrang.

Die cystoskopische Untersuchung ergab eine ausgedehnte Blasentuberkulose mit ausgesprochener Geschwürsbildung. Behandlung mit Neutuberkulin und einem neueren, der Öffentlichkeit noch nicht übergegebenen Serum (siehe unten).

Fall 39. Lina Sch., 15 Jahre, Arbeiterin. Journ.-No. 22252. Keine Belastung. Selbst immer gesund. Menses bis jetzt erst einmal in schwacher Intensität eingetreten. Die Krankheit soll erst seit 14 Tagen bestehen und mit Influenza angefangen haben. Seit dieser Zeit bestehen nach dem Bericht des Arztes Fieber, Leibschmerzen, Verstopfung, Erbrechen und Appetitlosigkeit.

Befund: Leidlich gut genährtes Mädchen. Über dem linken Unterlappen eine etwa handbreite Dämpfung mit abgeschwächtem bronchialem Atmen. Der Leib ist aufgetrieben; links neben und unterhalb des Nabels eine ausgesprochene Dämpfung mit Fluktuation. Bei der rektalen Untersuchung findet man kleine Knötchen. Die Wahrscheinlichkeits-Diagnose lautete: Abgekapseltes tuberkulöses Exsudat. Da die Patientin dauernd zwischen 36,5 und 38,5° C. mit morgendlichen Remissionen fieberte, so wurde, wie schon in früheren Fällen, der Versuch gemacht, die Patientin mit ausgesprochenen Tuberkulin-Reaktionen zu entfiebern. Auf 0,003 — abends injiziert — trat die gewöhnliche Remission am nächsten Morgen nicht ein, sondern die Temperatur stieg auf 39° C. Dabei Erbrechen. Lokal sollen nach Angabe der Patientin keine Beschwerden nach der Injektion aufgetreten sein. Doch muß hervorgehoben werden, daß es sich um ein außerordentlich stupides Mädchen handelte. Immerhin ist wohl sicher, daß die lokale Reaktion nicht erheblich war. Nachdem die Patientin noch einmal 0,006 Alttuberkulin erhalten und darauf sehr stark (besonders mit Temperaturerhöhung — bis 40° C.) reagiert hatte, blieb auch in diesem Falle die Temperatur nach Abklingen der Reaktion normal. Weitere Behandlung mit Neutuberkulin T. R. (siehe unten).

Fall 40. Käthe T., 20 Jahre, Haustochter. Journ.-No. 22261. Keine Belastung. Selbst immer gesund. Seit mehreren Jahren Blasenbeschwerden. Patientin muß alle halbe Stunden Urin lassen, klagt über Schmerzen vor und bei dem Wasserlassen. Urin stets trübe.

Befund: Blasses, sehr gut genährtes Mädchen. Lungen- und anderweitige Tuberkulose nicht nachweisbar. Urin trübe, enthält keine Tuberkelbazillen. Tuberkulinprobe positiv auf 0,003. Leibschmerzen, starker Urindrang, Temperatur 38,1° C.

Die cystoskopische Untersuchung ergibt: In der Gegend des linken Ureters, der nicht mit Sicherheit gefunden wird, starke Rötung, bullöses Ödem und Desquamation der Blasenschleimhaut. In diesem Bezirk ein etwa bohnengroßes Ulcus, sowie mehrere kleine Tuberkelknötchen. Der Krankheitsprozeß beschränkt sich auf eine zirka Zweimarkstück große Stelle. Die übrige Blasenschleimhaut ist anscheinend völlig gesund. Spätere Behandlung mit Neutuberkulin T. R.· (siehe unten).

Fall 41. Frau Auguste B., 32 Jahre, Beamtenfrau. Journ.-No. 22065. Keine Belastung. Selbst früher immer gesund. Seit einigen Monaten unregelmäßige Blutungen, Leibschmerzen, Fieber und Mattigkeit.

Befund: Blasse, sehr abgemagerte Frau. Lungen- und anderweitige Tuberkulose nicht nachweisbar. Die Untersuchung in Narkose ergibt: Scheide weit, Uterus klein, anteflektiert, anteponiert. Hinter und neben dem Uterus eine bis zum Nabel reichende Masse, die links in toto den Eindruck eines Tumors macht und oberhalb der Symphyse ein schwappendes Gefühl gibt. In diesem Bezirk knoten- und strangartige Resistenzen. Per rectum fühlt man im Douglas größere und kleinere Knötchen.

Die Wahrscheinlichkeits-Diagnose wurde auf Peritoneal- und Adnextuberkulose gestellt. Da die Patientin dauernd zwischen 36 und 39^0 C. mit morgendlichen Remissionen fieberte, so erhielt sie teils aus diagnostischen Gründen, teils zum Versuch der Entfieberung durch ausgesprochene Reaktionen abends 0,001 Alttuberkulin. In der darauf folgenden Nacht Schüttelfrost und $38,9^0$ C. Temperatur morgens, statt der hier sonst stets vorhandenen tiefen Remission. Daneben Erbrechen und Leibschmerzen. Die Temperatur. blieb zwar nach dieser und mehreren weiteren diagnostischen Tuberkulin-Injektionen mehrere Tage hindurch normal, stieg aber bald wieder auf die alte Höhe an, so daß also der Versuch der Entfieberung durch ausgesprochene Tuberkulin-Reaktionen in diesem Fall mißlungen ist. Der weitere Verlauf war ein sehr ungünstiger, so daß von einer therapeutischen Benandlung mit Tuberkulinpräparaten Abstand genommen wurde.

Fall 42. Hermine B., 14 Jahre, Haustochter. Journ.-No. 22268. Keine tuberkulöse Belastung. Früher immer gesund. Seit einem Jahr Schmerzen im Leib, zeitweise Durchfälle, Abmagerung und Krankheitsgefühl.

Befund: Blasses, schlecht genährtes Mädchen mit phthisischem Habitus. Lungen- und anderweitige Tuberkulose nicht nachweisbar. Im unteren Teil des Abdomens diffuse Resistenzen und abgeschwächter Schall.

Die Wahrscheinlichkeits-Diagnose lautete auf trockene Form der Bauchfelltuberkulose. Die Tuberkulinprobe verlief positiv auf 0,001 Alttuberkulin. Temperatur 38,1° C. (sonst immer unter 36,5° C.), Leibschmerzen und dünner Stuhl. Spätere Behandlung mit Neutuberkulin T. R. (siehe unten).

Fall 43. Anna M., 29 Jahre, Haustochter. Journ.-No. 22269. Mutter an Lungentuberkulose gestorben. Selbst früher immer gesund. Seit $^1/_2$ Jahre Krankheitsgefühl, Abmagerung, Anschwellung des Leibes, Nachtschweiße, Rückenschmerzen. Menses seit einigen Monaten ausgeblieben.

Befund: Sehr mageres, blasses Mädchen. Gewicht 94,5 Pfund. Geschwollene Lymphdrüsen in beiden Supraclaviculargruben. Über beiden Lungenspitzen geringer Katarrh ohne Sputum und Bazillen. Die Untersuchung der Genitalorgane in Narkose ergibt: Scheide eng, Uterus klein, retrovertiert. Auf seiner Hinterwand sowie auf dem Douglas-Peritoneum ein dicker, über walnußgroßer unebener Knoten, der sich allmählich nach rechts und links verliert. Unterhalb des Nabels überall mäßig gedämpfter Schall und knoten- und strangartige Resistenzen. Die Diagnose lautete: Trockene Form der Bauchfelltuberkulose und wahrscheinliche Adnextuberkulose. Tuberkulin-Reaktion positiv auf 0,003. Temperatursteigerung bis auf 39° C., Krankheitsgefühl, keine lokale Reaktion. Weitere Behandlung mit Neutuberkulin T. R. (siehe unten).

Fall 44. Frau Minna K., 32 Jahre, Schaffnersfrau. Journ.-No. 22271. Keine Belastung, früher immer gesund. Vor $1^1/_2$ Jahren wegen fixierter Retroflexio uteri in der hiesigen Klinik behandelt. Seit einigen Jahren Kreuzschmerzen, Schmerzen im Unterleib, Kopfschmerzen, Übelkeit und Erbrechen.

Befund: Mäßig gesund aussehende Frau in mäßigen Ernährungsverhältnissen. Über der rechten Lungenspitze fraglicher Befund. Die Untersuchung der Genitalorgane in Narkose ergibt: Scheide weit, Uterus retroflektiert, fixiert durch Stränge, die in der Gegend der Adnexe zu fühlen sind. Rechts eine größere tumorartige Resistenz, auf der man deutlich höckrige Partien erkennen kann. Die Diagnose lautete: Retroflexio uteri fixata, vielleicht infolge Adnextuberkulose.

Tuberkulinprobe positiv auf 0,003. Temperatursteigerung auf 38,3° C. Erhebliche Beeinträchtigung des Allgemeinbefindens, Leibschmerzen. Spätere poliklinische Behandlung mit Neutuberkulin T. R. (siehe unten).

Fall 45. Minna L., 27 Jahre, Haustochter. Journ.-No. 22291. Eine Schwester lungenkrank. Selbst bis auf zeitweise Magenbeschwerden immer gesund. Seit $^1/_2$ Jahr dauernde Leibschmerzen, zeitweise Durchfälle.

Befund: Blasses, schlecht genährtes Mädchen. Lungen- oder anderweitige Tuberkulose nicht nachweisbar. Die Untersuchung in Narkose ergibt in der Unterbauchgegend unbestimmte Resistenzen. Genitalbefund ohne gröbere Veränderungen.

Tuberkulin-Reaktion positiv auf 0,006. Temperaturanstieg auf 38,7° C. Leibschmerzen und Durchfälle. Damit war die Diagnose trockene Form der Bauchfelltuberkulose gesichert.

Fall 46. Elise F., 20 Jahre, Dienstmagd. Journ.-No. 22293. Mutter an Wassersucht aus unbekannter Ursache gestorben. Selbst wegen Lungenblutung und Bauchfellentzündung längere Zeit in ärztlicher Behandlung. Menses häufig ausbleibend. Klagt jetzt über Schmerzen im Unterleib, Stuhlverstopfung.

Befund: Gesund aussehendes, kräftiges Mädchen. Über dem rechten unteren Lungenlappen mäßige Dämpfung und rauhes und verlängertes Inspirium. Die Untersuchung der Genitalorgane in Narkose ergibt: Uterus anteflektiert, von normaler Größe. Im Douglas und an den verdickten Tuben fühlt man größere und kleinere knötchenartige Resistenzen.

Tuberkulin-Reaktion positiv auf 0,001. Leibschmerzen, Temperaturanstieg auf 38,4° C. usw. Damit war die Diagnose Adnextuberkulose sicher gestellt. Spätere Behandlung mit Neutuberkulin T. R. (siehe unten).

Fall 47. Frau Louise F., 32 Jahre, Maurersfrau. Journ.-No. 22355. Ein Bruder lungenleidend. Selbst immer gesund. Steril verheiratet, Menses regelmäßig, sehr schmerzhaft. Seit 9 Monaten Schmerzen im Unterleib, namentlich bei der Regel.

Befund: Gesund aussehende Frau in mäßigen Ernährungsverhältnissen. Lungen- und anderweitige Tuberkulose nicht nachweisbar. Die Untersuchung der Genitalorgane in Narkose ergibt:

Uterus in Retroversio-flexio. Die Aufrichtung gelingt nicht vollständig. Rechtes Ovarium vergrößert, die linken Adnexe verbacken, fixiert.

Tuberkulinprobe positiv auf 0,006, allgemein und lokal (Leibschmerzen). Temperatur 38 ⁰ C. bei einer sonstigen Durchschnittstemperatur von 36,8⁰ C.

Fall 48. Auguste R., 26 Jahre, Dienstmädchen. Journ.-No. 22 361. Keine Belastung. Selbst bis auf Magenbeschwerden und Blutarmut immer gesund. Menses früher ohne Besonderheit. Seit einigen Monaten Beschwerden bei der Menstruation, die auch länger anhält und stärker auftritt.

Befund: Geringer doppelseitiger Spitzenkatarrh ohne Bazillen. Die Untersuchung der Genitalorgane in Narkose ergibt: Hymen intakt, Scheide eng, Uterus retroflektiert. Rechte Adnexe ohne Besonderheit. Links sind Tube und Ovarium zu einer mäßigen Resistenz verbacken. Die Aufrichtung des Uterus gelingt auch mit der Sonde nicht vollständig.

Tuberkulinprobe negativ. Der weitere Verlauf und die nach 3 Monaten vorgenommene Nachuntersuchung bestätigten den negativen Verlauf der Tuberkulinprobe, ebenso die vor einigen Tagen ausgeführte Operation.

Fall 49. Marie N., 33 Jahre, Vermieterin. Journ.-No. 22 407. Keine Belastung. Selbst immer gesund. Seit 3 Jahren verstärkte Menses, Mattigkeit, Krankheitsgefühl, Blutarmut.

Befund: Blasses, mäßig genährtes Mädchen. Lungen- und anderweitige Tuberkulose nicht nachweisbar. Die Narkosenuntersuchung ergibt: Uterus retroflektiert, fixiert. Die Aufrichtung gelingt nicht vollkommen. Linke Adnexe ohne Veränderungen. Rechtes Ovarium in knollige Massen eingebettet, die sich, wie an einer Kette aufgereiht, bis zu der verkürzten und verdickten rechten Douglasfalte hinziehen usw. Da der Verdacht auf Adnextuberkulose hier sehr nahe lag, wurde die Patientin der Tuberkulinprobe unterworfen. Die Reaktion verlief negativ, sowohl allgemein wie lokal. Die Temperatur stieg zwar auf 0,006 Alttuberkulin bis 37,8⁰ C. Da die Abendtemperaturen sonst jedoch im Durchschnitt 37,2 erreichten, der Temperaturanstieg also nur 0,6⁰ C. betrug, kann die Reaktion nicht als positiv bezeichnet werden, um so weniger, als auch keinerlei Zeichen einer lokalen Reaktion auftraten. Die weitere Beobachtung des Falles bestätigte den Ausfall der Tuberkulinprobe.

Fall 50. Frau Marie H., 30 Jahre, Technikersfrau. Journ.-No. 22434. Keine Belastung. Selbst immer gesund. Seit mehreren Jahren steril verheiratet. Menses ohne Besonderheit. Seit längerer Zeit Rücken- und Leibschmerzen.

Befund: Kräftige, gesund aussehende Frau. Lungen- und anderweitige Tuberkulose nicht nachweisbar. Im Cervixsekret keine Gonokokken. Die Narkosenuntersuchung ergibt: Scheide und Scheideneingang eng, Portio zapfenförmig. Uterus retroflektiert, Adnexe anscheinend ohne Veränderungen. Die manuelle Aufrichtung des Uterus gelingt nicht. Ebenso gelingt die Sonderaufrichtung nicht vollständig. Zur Vornahme des Abrasio wird die Cervix mit Metalldilatatoren erweitert, dabei ein kleiner Cervixriß, weshalb von weiteren Eingriffen Abstand genommen wird. Im Anschluß an diese Untersuchung fieberhafte Erkrankung mit Leibschmerzen. Nach vollständiger längerer Entfieberung Tuberkulinprobe. Dieselbe ist positiv auf 0,001 Alttuberkulin; Temperatur 38,9° C. Kopfschmerzen, Husten, Stiche zwischen den Schulterblättern und Krankheitsgefühl. Keine Schmerzen im Unterleib. Auf wiederholte diagnostische Tuberkulin-Injektionen immer wieder die gleiche Reaktion, keine Unterleibsbeschwerden.

Dieser Fall dürfte in folgender Weise gedeutet werden müssen. Bei der Patientin besteht eine inaktive, latente, anscheinend nicht sehr ausgebreitete Bronchialdrüsentuberkulose. Dafür spricht außer der Temperatursteigerung das Eintreten von Husten und Schmerzen zwischen den Schulterblättern. Das jedesmalige Ausbleiben von Unterleibsbeschwerden bei den einzelnen Reaktionen spricht gegen Genitaltuberkulose. Die fixierte Retroflexio ist also ätiologisch anders zu deuten. Die von uns nachträglich noch genauer erhobene Anamnese rechtfertigte diese Überlegung insofern, als sich bestimmte Anhaltspunkte für eine Gonorrhoe des Ehemannes auffanden.

Fall 51. Frau Dorette B., 40 Jahre, Schuhmachersfrau. Journ.-No. 22429. Keine Belastung. Vor 15 Jahren Hämoptoe, Husten und Auswurf, der längere Jahre angehalten hat. Menses o. B. Seit 20 Jahren steril verheiratet. Seit 3 Jahren bestehen Blasenbeschwerden und fortwährendes Drängen zum Wasserlassen. Der Urin ist seit dieser Zeit trübe und häufig blutig. Patientin ist deswegen viel in ärztlicher Behandlung gewesen, ohne daß die verordneten Medikamente und die Blasenspülungen den Zustand gebessert hätten. Zeitweise bestehen Nachtschweiße.

Befund: Leidlich genährte, etwas blasse Frau. Thorax flach und schmal mit tiefen fossae supraclaviculares. Irgendwelche Symptome resp. physikalische Zeichen einer Lungenerkrankung bestehen zurzeit nicht, insbesondere sind die Lungenspitzen sicher nicht mehr erkrankt. Der Urin ist stark getrübt, leicht blutig mit reichlichem eitrigen Sediment. Tuberkelbazillen sind nicht nachweisbar. Wegen Verdacht auf Blasentuberkulose wurde die Patientin der Tuberkulinprobe unterworfen. Dieselbe verlief positiv auf 0,001 Alttuberkulin. Temperatur 38,2⁰ C. Krankheitsgefühl und sehr starke lokale Reaktion, bestehend in heftigen Leibschmerzen und permanentem Urindrang; mindestens alle 5 Minuten muß der Urin gelassen werden. Außerdem Rückenschmerzen links. Danach handelt es sich um eine Blasen- und wahrscheinlich auch linksseitige Nierentuberkulose.

Die cystoskopische Untersuchung bestätigte den Ausfall der Tuberkulinprobe. Es fand sich ein Ödem fast der ganzen Blasenschleimhaut, Injektion des Blasenbodens und in diesem Bezirk kleine Ulcera und grauweiße Knötchen. Daranschließende Behandlung mit Injektionen von Alt- und Neutuberkulin T. R. zu therapeutischen Zwecken (siehe unten).

Fall 52. Lina K., 21 Jahre, Haustochter. Journ.-No. 22428. Keine Belastung. Als Kind Lungenkatarrh. Seit 3 Jahren Schmerzen im Kreuz und in beiden Hüftbeugen, besonders beim Eintreten der Regel, erschwertes Bücken.

Befund: Kleines, mäßig genährtes, blasses Mädchen. Kein sicherer Lungenbefund. Auf der rechten Gesäßbacke und am linken Nasenloch je eine kleine, anscheinend lupöse Partie. Die Narkosenuntersuchung ergibt: Scheide eng, Uterus retrovertiert. Hinter dem Uterus knotenartige Resistenzen, die sich nach der Gegend beider Adnexe erstrecken. Tuberkulinprobe positiv auf 0,003 Alttuberkulin. Temperatur 38,9⁰ C. Erhebliche Beeinträchtigung des Allgemeinbefindens, ausgesprochene Lokalreaktion (Leibschmerzen). Damit war die Diagnose Adnextuberkulose sicher gestellt. Weitere Behandlung mit einem neueren Serum, über das voraussichtlich demnächst ausführliche Mitteilungen von anderer Seite gemacht werden.

Fall 53. Frau Lina Sch., 27 Jahre, Landwirtsfrau. Journ.-No. 22510. Vater lungenleidend, Mutter in jungem Alter an unbekannter Ursache gestorben. Selbst vor 8 Jahren Bluthusten, seit einigen Wochen Husten und Auswurf. Menses o. B. Seit einem

Partus im April 1906 (vor 4 Monaten) Durchfälle, seit einigen Wochen Stärkerwerden des Leibes und Gefühl von Flüssigkeit im Leib. Daneben Kurzatmigkeit, Appetitlosigkeit und Abmagerung.

Befund: Sehr blasse, kachektische Frau. Über der rechten Lungenspitze ganz leichte Schallabschwächung und verschärftes Exspirium, keine Geräusche. Sehr starker Ascites, Umfang des Leibes 92,5 cm. Per vaginam läßt sich kein abnormer Befund feststellen.

Danach ließ sich bereits mit ziemlicher Sicherheit die Diagnose tuberkulöses peritonitisches Exsudat stellen. Da Patientin jedoch andauernd mäßiges remittierendes Fieber hatte, so erhielt sie mehrfache Injektionen mit Alttuberkulin, um damit eine Entfieberung zu versuchen, wie das ja schon mehrfach gelungen war. Auf 0,003 Alttuberkulin stieg die Temperatur am nächsten Morgen auf 38,5° C. an, während sonst stets eine Remission am Morgen vorhanden war. Gleichzeitig zeigt sich ausgesprochenes Krankheitsgefühl und Symptome lokaler Reaktion: heftige Leibschmerzen, Durchfälle und Husten. Auch in diesem Fall blieb die Temperatur nach Ablauf der Tuberkulin-Reaktion dauernd normal. Weitere therapeutische Behandlung mit Neutuberkulin T. R. (siehe unten).

Fall 54. Frau Lina Sch., 24 Jahre, Tischlersfrau. Journ.-No. 22512. Vater an Asthma gestorben. ,Selbst will sie als zwölfjähriges Kind Wassersucht gehabt haben. Beschwerden bei der Menstruation, Kreuzschmerzen.

Befund: Kräftige, gut genährte Frau mit blasser Haut und Schleimhäuten. Lungen- oder anderweitige Tuberkulose nicht nachweisbar.

Die Narkosenuntersuchung ergibt: Scheide eng, Uterus von normaler Größe, retroflektiert, schwer aufrichtbar. Nach der Aufrichtung behält er die Neigung, nach rechts zu fallen. Ein eingelegtes Pessar verursacht starke Beschwerden. Patientin wünscht deshalb die Operation (Ventrofixation). Die vorher angestellte Tuberkulinprobe verlief stark positiv auf 0,006. Temperatur 39° C. Schweres Krankheitsgefühl, starke Leibschmerzen. Die Operation ergibt fixierte Retroflexio, kleine Knötchen im Becken.

Fall 55. Frau Hermine R., Scheidermeistersfrau. Journ.-No. 22548. Keine Belastung. Selbst immer gesund. Seit 2 Jahren zu häufige Menses, Schmerzen im Rücken.

Befund: Kräftige, gesund aussehende Frau. Lungen- oder anderweitige Tuberkulose nicht nachweisbar.

Die Untersuchung der Genitalorgane in Narkose ergibt: Scheide mäßig weit, Uterus retroflektiert, etwas vergrößert und hart, nicht aufrichtbar. Rechte Adnexe fixiert, sonst anscheinend nicht besonders verändert. Links fühlt man ein etwa daumendickes, walzenförmiges Gebilde, das fixiert neben dem Uterus liegt und von dem sich nicht mit Bestimmtheit sagen läßt, ob Tube oder Ovarium.

Die Abrasio ergibt einen Schleimhautpolypen. Da sehr häufig hinter einer sog. fixierten Retroflexio · eine Tuberkulose steckt, wurde auch hier die probatorische Tuberkulin-Injektion gemacht. Dieselbe verlief völlig negativ. Danach kann man wohl sicher annehmen, daß es sich hier um eine alte, nicht tuberkulöse, vielleicht gonorrhoische Adnexerkrankung handele. Jedenfalls werden wir die Patientin, wie alle mit Tuberkulin behandelten Personen, dauernd in Beobachtung behalten.

Wenn wir diese 55 mit Alttuberkulin zu diagnostischen Zwecken behandelten Fälle noch einmal kurz überblicken, so geht daraus, wie ich bereits früher an der Hand einer geringeren Anzahl von Fällen betont habe, hervor, daß uns das Alttuberkulin bei der Diagnosenstellung von großem Nutzen gewesen ist, und ich stehe nicht an zu behaupten, daß das Alttuberkulin ein unter Umständen unentbehrliches, ja ausschlaggebendes diagnostisches Hilfsmittel speziell bei Urogenital- und Bauchfelltuberkulose ist, das wohl verdient, eine ausgebreitete Verwendung zu finden. In einer großen Reihe von Fällen, bei denen man mit den sonstigen bekannten diagnostischen Hilfsmitteln die Diagnose nicht sicher stellen konnte, hat uns das Alttuberkulin einen bestimmten, negativen oder positiven, diagnostischen Hinweis geben können. Dabei waren wir recht häufig in der Lage, den Ausfall der Reaktion, sei es durch Operation oder durch eine längere klinische Beobachtung, zu kontrollieren.

Daß man nicht ohne weiteres aus einer positiven allgemeinen und mit Temperatursteigerung einhergehenden Tuberkulin-Reaktion bei einem fraglichen Genitalbefund usw. die Diagnose Genitaltuberkulose stellen darf, habe ich bereits nachdrücklich hervorgehoben. Als ein weiteres wesentliches und in den meisten Fällen ausschlaggebendes Moment kommt hier die lokale Reaktion hinzu, deren Charakter ich gleichfalls ausführlich besprochen habe. Von den 55 mit diagnostischen Tuberkulin-Injektionen behandelten Fällen sind 34 Fälle von Urogenital- und Bauchfelltuberkulose. Davon reagierten 32 Fälle, also 94 %, deutlich lokal; in einem Falle war die lokale Reaktion zweifelhaft, weil es sich um eine schwachsinnige Patientin handelte, in einem Falle, also in 2,9 %, war die lokale Reaktion ausgeblieben.

Warum die sonst regelmäßig eintretende lokale Reaktion in diesen Fällen ausblieb, ist nicht ohne weiteres einzusehen. Sehen wir von dem Fall 39 ab, in dem es sich um eine schwachsinnige Patientin handelte, so bleibt nur ein Fall (32) übrig, wo eine Lokalreaktion bei sicherer trockener Peritoneal- und Adnextuberkulose nicht eintrat. Es handelte sich in diesem Falle, wie bereits erwähnt, um ein außerordentlich heruntergekommenes, dekrepides Mädchen, bei dem wir die spätere therapeutische Neutuberkulinbehandlung nur unter großen Bedenken einleiteten. Die Patientin ist denn auch, nachdem durch die Tuberkulinkur eine zweifellose vorübergehende Besserung eingetreten war, sehr bald nach der Entlassung zugrunde gegangen. Man kann wohl annehmen, daß der tuberkulöse Prozeß sich bereits in einem derartigen torpiden Stadium befand, daß es zu einer lokalen Reaktion nicht mehr kommen konnte, wobei allerdings Allgemeinreaktion und Temperatursteigerung trotzdem eintraten.

Unter Berücksichtigung dieser 2 Fälle kann wohl behauptet werden, daß in der großen Mehrzahl der Fälle von Urogenital- und Bauchfelltuberkulose neben der allgemeinen und fiebererregenden Wirkung des Alttuberkulins auch eine lokale Reaktion regelmäßig eintritt. Daß das Mittel in seltenen Fällen hinsichtlich der lokalen Reaktion auch einmal versagen kann, scheint allerdings aus den erwähnten Fällen sicher hervorzugehen. Insofern also kann auch das Alttuberkulin nicht als ein unfehlbares diagnostisches Hilfsmittel bei der Erkennung der Urogenital- und Bauchfelltuberkulose bezeichnet werden. Und doch, welches andere diagnostische Hilfsmittel versagt nicht gelegentlich einmal, ohne daß es deshalb gleich erheblich an Wert verlieren müßte. In diesen seltenen Fällen wird eben auch das Alttuberkulin keine sichere Entscheidung herbeiführen können. Trotzdem glaube ich an der Hand meiner Fälle den großen diagnostischen Wert des Mittels hinlänglich bewiesen zu haben. Es liegt nun die Frage nahe, ob nicht auch Fälle von Genitalerkrankungen anderer Art, puerperale Exsudate, entzündliche

Adnexaffektionen (gonorrhoische Pyosalpinx) usw. auf Tuberkulin-Injektionen lokal reagieren können. So könnte z. B. jemand eine nicht ausgeheilte Drüsen-, Knochen- oder Lungentuberkulose haben und gleichzeitig an einer der erwähnten Affektionen leiden.

Spritzt man derartigen Personen zu diagnostischen Zwecken Alttuberkulin ein, so werden sie natürlich positiv reagieren, da sie ja einen tuberkulösen Herd in sich tragen. Tritt nun an den nicht tuberkulös, sondern anderweitig erkrankten Genitalorganen — vielleicht durch den Reiz der Injektionen — eine lokale Schmerzhaftigkeit usw. auf, so könnte es sehr leicht zu Fehldiagnosen kommen. Hierzu kann ich folgendes aus eigener Erfahrung bemerken: Ich habe, um mich über diese Frage zu orientieren, eine Reihe von entzündlichen, nicht tuberkulösen Genitalaffektionen, Exsudate, Pyosalpingitiden usw. mit Alttuberkulin-Injektionen behandelt. Voraussetzung dabei war natürlich, daß sich diese Erkrankungen im fieberfreien Stadium befanden. Unter diesen Fällen waren auch Personen mit mehr oder minder ausgesprochener Lungentuberkulose. Alle Fälle, wo Tuberkulose nicht vorhanden war, reagierten weder allgemein, noch mit Temperatursteigerung, noch mit lokalen Erscheinungen. Bestand eine nicht ausgeheilte Lungentuberkulose, so trat zwar Allgemeinreaktion und Temperatursteigerung, aber keine lokale Reaktion ein. Ist auch die Zahl meiner Fälle nach dieser Richtung hin keine sehr große, so ist doch ihre Beweiskraft, wie ich glaube, eine genügend hinreichende.

Eine Vorbedingung für die probatorische Tuberkulin-Injektion ist für gewöhnlich, wie ich ja auch mehrfach schon hervorgehoben habe, die Fieberlosigkeit des betreffenden Falles. Daran muß zweifellos im großen und ganzen festgehalten werden, das gilt ganz besonders für den, der sich mit Tuberkulin-Injektionen noch nicht längere Zeit beschäftigt hat. Von dieser Forderung kann sich der Tuberkulin-Erfahrene allerdings in seltenen Fällen einmal entbinden. Das bezieht sich besonders auf diejenigen Fälle, wo Personen dauernd remittierend fiebern. Für Fälle mit einer dauernden febris continua kommt die probatorische Tuberkulin-Injektion so gut wie niemals in Betracht. Bei den ersterwähnten Fällen kann man in folgender Weise vorgehen, wie ich bereits weiter oben an der Hand mehrerer hierher gehörender Fälle erläutern konnte. Da die Remission der Temperatur gewöhnlich auf den Morgen fällt, so wird man am vorhergehenden Abend die diagnostische Tuberkulin-Injektion machen.

An Stelle der Remission tritt dann eine mehr oder minder ausgesprochene Temperatursteigerung ein, gleichzeitig gewöhnlich Allgemein- und Lokalreaktion. In dieser Weise bin ich mit gutem Erfolg in 6 Fällen vorgegangen (Fall 26, 27, 32, 39, 41 und 53). Sämtliche reagierten in der angeführten Weise, nur bei einer Kranken (Fall 39) blieb die lokale Reaktion aus. Da die betreffende, mehrfach schon erwähnte Patientin schwachsinnig war, so ist die Deutung des Falles nicht einwandfrei. Eine Vorbedingung für die Vornahme probatorischer Tuberkulin-Injektionen bei remittierend fiebernden Personen ist jedoch, was ich noch einmal ausdrücklich hervorhebe, ein noch gutes Allgemeinbefinden und ein nicht zu sehr reduzierter Kräftezustand. Bei dekrepiden, mageren Personen, bei profusen Durchfällen usw. rate ich von derartigen probatorischen Injektionen gänzlich ab.

Mit derartigen Tuberkulin-Reaktionen und gleichzeitiger Bettruhe gelingt es bei fiebernden Personen nun ferner in den meisten Fällen, die Kranken dauernd oder wenigstens vorübergehend zu entfiebern. Diese Tatsache war mir bereits aus meiner früheren internen Tätigkeit bekannt. Auch Röpke, Dönitz[102]) u. a. haben darauf bereits aufmerksam gemacht.

Von meinen 6 fieberhaften Fällen ging in 5 Fällen nach ausgesprochenen Tuberkulin-Reaktionen die Temperatur dauernd zur Norm herunter. In 1 Fall gelang die Entfieberung nur ganz vorübergehend (Fall 41).

Was ferner die Frage betrifft, ob ein Zusammenhang besteht zwischen der Schwere der Erkrankung und der Tuberkulinmenge, die nötig ist, um eine Reaktion auszulösen, so lassen sich bestimmte Grundsätze hier nicht aufstellen. Immerhin habe ich doch den Eindruck, daß frische Fälle von Urogenital- und Peritonealtuberkulose schon auf geringere Tuberkulinmengen reagieren, während bei älteren Prozessen dieser Art gewöhnlich höhere Dosen zur Auslösung einer Reaktion nötig sind. Das gilt besonders auch für die lokale Reaktion. Frische Tuberkulosefälle, bei denen also meist schon auf geringe Dosen Tuberkulin eine Reaktion eintrat, reagierten auch lokal in ausgesprochener Weise.

Eine gewisse Ausnahme machen Fälle von Blasentuberkulose. Hier ist die Fieberreaktion auch auf große Dosen meist nur gering, selbst bei frischen Prozessen. Dafür ist aber gerade die Lokalreaktion meist eine außerordentlich intensive.

An dieser Stelle bemerke ich auch, daß unter meinen sicheren Tuberkulosefällen nicht ein Fall ist, der nicht auf Tuberkulin reagiert hätte. Es ist, wie ich bereits früher ausgesprochen habe, besonders von internen Klinikern die Beobachtung gemacht worden, daß in seltenen Fällen sehr vorgeschrittene Lungentuberkulosen auf Alttuberkulin überhaupt nicht reagiert haben. Diese Beobachtung kann ich für unser Material nicht bestätigen; die Möglichkeit muß allerdings nach den Erfahrungen bei Lungentuberkulose zugegeben werden.

Eine weitere Eigenart unserer Fälle von Urogenital- und Peritonealtuberkulose scheint mir der Umstand zu sein, daß es in diesen Fällen meist schneller zu einer Immunisierung gegen die vorangehenden Dosen Tuberkulin kommt, als es bei der Lungentuberkulose bekannt ist und wovon ich mich früher häufig genug selbst überzeugen konnte. So habe ich, als ich diese Tatsache kennen gelernt hatte, häufig folgenden Versuch gemacht. Ich injizierte zuerst die meist übliche Dosis von 0,001 Alttuberkulin; trat hierauf eine kleine Reaktion ein, so injizierte ich noch einmal, wie das ja allgemein empfohlen ist, 0,001 Tuberkulin. Bei Lungentuberkulose tritt dann gewöhnlich die Reaktion stärker ein, bei meinen Fällen von Urogenital- und Bauchfelltuberkulose trat dann meist keine oder eine nur ganz geringe Reaktion ein. Ich habe mich deshalb daran gewöhnt, immer gleich die nächst höhere Dosis zu injizieren, auch wenn auf die erste Dosis eine geringe Reaktion erfolgt war, vorausgesetzt, daß kein frischer tuberkulöser Lungenprozeß vorhanden war. Von diesem Injektionsmodus habe ich niemals eine schädliche Wirkung gesehen. Eine hierher gehörende Beobachtung ist auch folgende: Es tritt z. B. auf die erste Dosis 0,001 eine typische Reaktion ein. Spritzt man trotzdem nach 2—3 Tagen die höheren Dosen 0,003 und weiterhin 0,006 ein, so kann man sich häufig genug — wenn auch nicht immer — davon überzeugen, daß die Reaktion nach jeder Richtung hin auch auf diese höheren Dosen vollkommen so verläuft wie auf die erste Dosis. Das gilt sowohl für die Allgemein- als auch Lokalreaktion, als auch für das Verhalten der Temperatur. Diese steigt nur um wenige Zehntelgrade oder bleibt auf derselben Höhe.

Auf die Frage der primären und sekundären Genitaltuberkulose will ich hier nicht näher eingehen. Doch scheint mir aus meinen Fällen deutlich hervorzugehen, daß die primäre Genitaltuberkulose nicht so ganz selten ist, wie von mancher Seite angenommen wird.

Ehe ich nunmehr zu der therapeutischen Anwendung der Tuberkulinpräparate übergehe, möchte ich an dieser Stelle noch kurz auf den großen Wert der diagnostischen Alttuberkulin-Injektionen bei zweifelhaften Lungen- resp. anderweitigen Prozessen Schwangerer und Wöchnerinnen eingehen. Der unheilvolle Einfluß des Stillgeschäfts auf tuberkulöse Individuen ist so allgemein bekannt, daß es überflüssig ist, auf diesen Punkt hier näher einzugehen. Die Kenntnis dieser Tatsache fordert jedoch gebieterisch dazu auf, möglichst alle Fälle von Lungentuberkulose, ganz besonders die frischen Fälle bereits in der Schwangerschaft zu erkennen, um hier vorbeugend zu wirken. Ausgesprochene Fälle von Lungentuberkulose mit Sputum, Bazillen, erheblichen physikalischen Veränderungen usw. zu erkennen, dürfte ja stets leicht sein. Eine Reihe von Fällen wird jedoch übrig bleiben, wo die Diagnose nicht sicher zu stellen ist. Dabei handelt es sich meist um Personen, bei denen sich, wie ich gleich vorausschicken will, ein sicherer Lungenbefund nicht immer feststellen läßt, höchstens findet man bei mehrfachen Untersuchungen gelegentlich einmal ein zweifelhaftes Geräusch usw. Vielleicht ist auch einmal selbst bei sorgfältiger Untersuchung und Beobachtung ein kleiner Herd dem Arzt entgangen. Jedenfalls bieten sie keine sicheren Zeichen einer klinischen Tuberkulose. Anamnestisch findet man häufig tuberkulöse Belastung, frühere Drüsen- oder anderweitige Tuberkulose usw. Die Kranken haben ein blasses Aussehen, oft verdächtigen Habitus, zuweilen finden sich geschwollene Drüsen. Bei allen derartigen Personen ist die probatorische Tuberkulin-Injektion von außerordentlicher Wichtigkeit. Fällt die Probe positiv aus, handelt es sich also um ganz beginnende Lungentuberkulose oder um eine nicht ausgeheilte Bronchialdrüsentuberkulose, so wird man die Kranke bereits in der Schwangerschaft entsprechend behandeln und vor allem auch in allen diesen Fällen das Stillen unbedingt verbieten, in der sicheren Erkenntnis, daß selbst von derartig kleinen tuberkulösen Herden aus im Wochenbett eine folgenschwere Erkrankung der Lungen usw. sich entwickeln kann. Wer in diesen Fragen keine größere Erfahrung besitzt, wird natürlich sich am besten an einen internen Kliniker wenden. Bekommt man derartige auf Tuberkulose verdächtige Personen erst mit dem Zeitpunkt der Geburt in Behandlung, so kann selbst noch im Wochenbett eine vorsichtige probatorische Tuberkulinprobe eingeleitet werden.

Einen ungünstigen Einfluß derartiger probatorischer Tuberkulin-Injektionen bei Schwangeren und Wöchnerinnen habe ich niemals gesehen. Die Temperatursteigerung bei positiven Reaktionen war so vorübergehend, daß Wehen niemals ausgelöst wurden. Auch auf das Kind war ein schädlicher Einfluß nicht zu erkennen. Ebensowenig wurde im Wochenbett das Stillgeschäft in irgend einer Weise dadurch gestört. In folgendem bringe ich ganz kurz einige nach dieser Richtung hin lehrreiche und interessante Beobachtungen. Eine ausführliche Mitteilung dieser Fälle wird an anderer Stelle erfolgen.

Fall 1. Frau Katharina H., 27 Jahre, Schmiedsfrau. Journ.-No. 21337. Vater an Lungenschwindsucht, Bruder an Kehlkopfphthise gestorben. Im Alter von 8 Jahren Lungenentzündung. Im Anschluß an die erste Geburt vor 6 Jahren wahrscheinlich tuberkulöse Koxitis.

Befund: Mäßig genährte Frau mit gesunder Gesichtsfarbe. Verdächtiger rechtsseitiger Spitzenkatarrh ohne Auswurf und Bazillen. Während des fieberfreien Wochenbettes probatorische Tuberkulin-Injektion. Dieselbe verläuft positiv auf 0,003. Temperatur 38,7⁰ C. Husten und Bruststiche, allgemeine Abgeschlagenheit. Auf Grund der positiven Tuberkulinprobe wird der Wöchnerin, die selbst gern stillen will, vom Stillen abgeraten.

Fall 2. Sophie R., 26 Jahre, Schneiderin. Journ.-No. 21369. Vater an Lungenentzündung, Mutter an unbekannter Ursache gestorben. Geschwister gesund. Selbst immer gesund.

Befund: Gesund aussehendes, kräftiges Mädchen. Fraglicher rechtsseitiger Spitzenbefund. Nicht schmerzhafte Schwellung des linken Kniegelenks. Wegen Verdachts auf Lungen- und Gelenktuberkulose Tuberkulinprobe während der Schwangerschaft. Dieselbe verläuft absolut negativ. Im weiteren Verlauf ergaben sich keine weiteren Anhaltspunkte für Lungen- oder Kniegelenkstuberkulose. Normaler Wochenbettverlauf.

Fall 3. Frida L., 19 Jahre, Weberin. Journ.-No. 21568. Eltern an unbekannter Ursache gestorben. Geschwister gesund. Selbst immer gesund.

Befund: Gesund aussehendes, mittelkräftiges Mädchen. Seit 3 Wochen schmerzhafte Anschwellung und Rötung des linken Fußes, hauptsächlich der Mittelfußgegend. Fraglicher Befund über dem rechten Lungen-Unterlappen. Wegen Verdachts auf Knochentuberkulose Tuberkulinprobe. Dieselbe verläuft positiv auf 0,006, und zwar allgemein und lokal. Temperatur 39° C. Die Knochentuberkulose wird von chirurgischer Seite bestätigt. Das Stillen wird verboten.

Fall 4. Frau Amalie E., 25 Jahre, Arbeitersfrau. Journ.-No. 21990. Vater an unbekannter Ursache gestorben. Selbst früher wegen Lungenkatarrh in der hiesigen medizinischen Klinik und in einer Lungenheilstätte behandelt. Seit 3 Jahren ohne Beschwerden.

Befund: Blasse, magere Frau. Supraclaviculargruben beiderseits eingesunken. Über der rechten hinteren Lungenspitze fraglicher Befund. Kein Sputum, keine Bazillen. Tuberkulinprobe in der Schwangerschaft vollkommen negativ. Schwangerschaft und Wochenbett werden gut überstanden. Stillgeschäft ohne Störungen.

Fall 5. Frau Auguste Kl., 31 Jahre, Arbeitersfrau. Journ.-No. 21997. Erblich nicht belastet. Vor 3 Jahren angeblich wegen Lungen- und Bauchfelltuberkulose (?) behandelt. 3 spontane Geburten, Kinder leben, selbst gestillt. In der jetzigen 4. Schwangerschaft viel Husten und Auswurf.

Befund: Mittelgroße, magere Frau. Katarrh im Bereich der ganzen Lunge. Tuberkulinprobe (in der Schwangerschaft) negativ. Im oft untersuchten Sputum keine Bazillen. Wochenbettverlauf fieberfrei, Stillen wird auch später gut vertragen, Husten und Auswurf gehen erheblich zurück. Danach handelte es sich um einen einfachen, nicht tuberkulösen, chronischen Bronchialkatarrh.

Fall 6. Katharina Kl., 23 Jahre, Dienstmädchen. Journ.-No. 22488. Erblich nicht belastet. Mit 6 Jahren Lungenentzündung, später immer gesund.

Befund: Mäßig kräftiges, gesund aussehendes Mädchen. Rechte Supraclaviculargrube etwas eingesunken, Atemgeräusch hier verschärft. Tuberkulinprobe negativ.

Fall 7. Bertha Sch., 18 Jahre, Dienstmädchen. Journ.-No. 22421. Mutter an Phthise gestorben. Selbst angeblich immer gesund.

Befund: Gut genährtes Mädchen. Lungenbefund normal. Keine Drüsenschwellungen. Tuberkulin-Reaktion negativ.

Fall 8. Mathilde M., 20 Jahre, Verkäuferin. Journ.-No. 22347. Vater an Phthise gestorben. Sie selbst will vom 15.—17. Jahre an Chlorose, sonst nie ernstlich krank gewesen sein.

Befund: Mittelkräftiges Mädchen. Flacher Thorax. Drüsenschwellungen am Hals. Lungen anscheinend gesund. Tuberkulinprobe negativ.

Fall 9. Antonie H., 26 Jahre, Haustochter. Journ.-No. 22480. Keine Belastung. Vor 2 Jahren rechtsseitige Koxitis mit daraus resultierender Ankylose des betreffenden Gelenks.

Befund: Mäßig kräftiges Mädchen. Schmaler Thorax. Geringe Drüsenschwellungen am Hals. Lungen gesund. Tuberkulinprobe negativ.

Fall 10. Marie F., 25 Jahre, Dienstmädchen. Journ.-No. 22479. Beide Eltern an Phthise gestorben. Selbst immer gesund.

Befund: Mäßig kräftiges Mädchen. Fraglicher Befund über der rechten Lungenspitze. Tuberkulinprobe negativ.

Fall 11. Lina M., 19 Jahre, Dienstmädchen. Journ.-No. 22518. Eltern leben, sind gesund, desgleichen die Geschwister. Selbst vor 4 Jahren Lungenkatarrh, sonst immer gesund.

Befund: Mittelkräftiges Mädchen. Geringer Befund über der linken Lungenspitze. Tuberkulinprobe im Wochenbett positiv auf 0,006. Temperatur 38,6⁰ C. usw. Stillt nicht.

Fall 12. Auguste B., 20 Jahre, Dienstmädchen. Journ.-No. 22535. Vater an Emphysem gestorben. Mutter lebt, ist gesund. 9 gesunde Geschwister. Vor 2 Jahren Lungenspitzenkatarrh, sonst immer gesund.

Befund: Schmächtiges Mädchen von infantilem Typus. Geringe Drüsenschwellungen am Hals. Fraglicher Spitzenbefund. Tuberkulinprobe positiv auf 0,006. Temperatur 38,3⁰ C. usw.

Fall 13. Frida F., 20 Jahre, Dienstmädchen. Journ.-No. 22467. Anamnese nicht mit Bestimmtheit aufzunehmen.

Befund: Flacher Thorax, eingesunkene rechte Supraclaviculargrube. Halsdrüsen mäßig geschwollen. Rechtsseitiger Spitzenkatarrh ohne Auswurf. Tuberkulinprobe positiv auf 0,006. Temperatur 38,4⁰ C. usw.

Fall 14. Franziska S., 20 Jahre, Dienstmädchen. Journ.-No. 22537. Familienanamnese nicht zu ermitteln. Selbst angeblich immer gesund.

Befund: Kräftiges Mädchen. Adenoide Rachenvegetationen. Fraglicher rechtsseitiger Spitzenbefund. Tuberkulinprobe positiv auf 0,006. Temperatur 38⁰ C. bei einer Durchschnittstemperatur von gewöhnlich unter 37⁰ C.

Fall 15. Toni R., 20 Jahre, Dienstmädchen. Journ.-No. 22492. Mutter an Phthise gestorben. Sie selbst litt als Kind an geschwollenen Drüsen. Sonst immer gesund bis auf häufigen Husten im Winter.

Befund: Geringer rechtsseitiger Spitzenkatarrh ohne Sputum. Tuberkulinprobe positiv auf 0,006. Temperatur 39,2⁰ C. usw.

Fall 16. Minna Sch., 24 Jahre, Dienstmädchen. Journ.-No. 22536. Vater an unbekannter Ursache gestorben. Mutter und Geschwister gesund. Selbst mit 17 Jahren Lungenentzündung und mit 18 Jahren Hornhautentzündung.

Befund: Gesund aussehendes, kräftiges Mädchen. Rechte Supraclaviculargrube eingesunken, sonst bis auf Adhäsio pleurae dextrae normaler Lungenbefund. Tuberkulinprobe positiv auf 0,006. Temperatursteigerung auf 38,5⁰ C. usw.

Fall 17. Therese B., 19 Jahre, Köchin. Journ.-No. 22419. Mutter an unbekannter Ursache gestorben. Selbst angeblich immer gesund.

Befund: Graziles Mädchen mit eingesunkenen Supraclaviculargruben. Geringer rechtsseitiger Spitzenbefund. Tuberkulinprobe positiv auf 0,006. Temperatur 38,8⁰ C. usw.

Diesen wenigen Fällen könnte ich noch eine ganze Anzahl ähnlicher Beobachtungen anreihen. Ich hoffe jedoch, daß das mitgeteilte Material genügen dürfte, um den Wert der diagnostischen Alttuberkulinprobe auch in der Schwangerschaft und eventuell auch im Wochenbett zu demonstrieren. Die Tuberkulinprobe dürfte dazu berufen sein, in allen zweifelhaften Fällen von Lungenerkrankungen den Ausschlag zu geben. Fällt sie bei derartigen, oben näher charakterisierten Fällen positiv aus, so dürfte der Beweis erbracht sein, daß es sich um eine Lungen- oder Bronchialdrüsentuberkulose handelt. Konsequenterweise ist natürlich dann auch das Stillen streng zu verbieten. Der Arzt wird ja in derartigen zweifelhaften Fällen oft gefragt werden resp. sich selbst fragen müssen, ob das Stillen ohne Schaden für die Gesundheit der Mutter erlaubt werden kann. Kommt er mit den gewöhnlichen Untersuchungsmethoden dabei nicht zum Ziel, so wird er am Tuberkulin ein vorzügliches diagnostisches Hilfsmittel haben können, das sehr wohl geeignet ist, die Frage zur Entscheidung zu bringen. Bei sachgemäßer Auswahl der Fälle und richtiger Anwendung des Alttuberkulins dürfte mancher Mutter auf diese Weise geholfen werden.

Ich gehe nunmehr zur therapeutischen Anwendung der Koch'schen Tuberkulinpräparate über. An dieser Stelle erscheint es mir angebracht, auf die bisherige Therapie der Genital- und Bauchfelltuberkulose kurz einzugehen.

Während vor ca. 25 Jahren bei Genitaltuberkulose chirurgische Eingriffe noch für kontraindiziert galten, bildete sich in den folgenden Jahren hauptsächlich unter dem Einfluß Hegars[103]) der Grundsatz heraus, die Genitaltuberkulose möglichst chirurgisch anzugreifen, vorausgesetzt, daß der Körper nicht schon anderweitige ausgedehnte tuberkulöse Herde (Lungenphthise usw.) in sich trüge. Dieser Grundsatz wurde und wird auch auf diejenigen Fälle ausgedehnt, bei denen Beschwerden nicht vorhanden waren. Ausschlaggebend war wohl für diese Anschauung in letzter Linie das Gespenst der Miliartuberkulose. Auch bei der Bauchfelltuberkulose huldigte man auf Grund der Arbeiten von Spencer Wells, König[104]) u. a. derartigen chirurgischen Prinzipien. In neuerer Zeit hat sich hier allmählich eine mildere Auffassung geltend gemacht.[105]) Ganz besonders gilt das für die Bauchfelltuberkulose. Aus dem vorliegenden Material geht jedenfalls mit Sicherheit hervor, daß sowohl bei der Genitaltuberkulose als auch Bauchfelltuberkulose eine nicht geringe Tendenz zur spontanen Ausheilung besteht (Sellheim,[106]) Kußmaul, Pribram,[107]) Öhler,[108]) Borchgrevink[109]) u. a.). Es ist interessant, sich die Statistiken über die Erfolge chirurgisch oder konservativ behandelter Fälle von Bauchfelltuberkulose näher anzusehen. Während z. B. König, Czerny,[110]) Mikulicz, Kümmel (Thoenes),[111]) Runge (Mohrmann)[112]) u. a. mit Laparotomie zwischen 25 und 50% Dauerheilungen erzielten, erreichte Frank bei konservativer Therapie 50% Heilungen, bei chirurgischer Therapie nur 38% Heilungen. Neuerdings ist sogar ernsthaft über die Frage debattiert, ob die Bauchfelltuberkulose überhaupt noch operiert werden dürfte (Pagenstecher[114]) usw.). Der dänische Chirurg Borchgrevink[109]) hält die Operation bei Peritonaltuberkulose sogar für nutzlos und überflüssig. Nach ihm sind Heilungen von Bauchfelltuberkulose nach Laparotomien nicht infolge, sondern sogar trotz des Bauchschnittes zustande gekommen. Borchgrevink erzielte mit Laparotomie 63,6% und bei konservativer Behandlung 81,8% Heilungen. Die schlechten Resultate der chirurgischen Therapie bei der trockenen Form der Bauchfelltuberkulose sind allgemein bekannt. Für die Göttinger Frauenklinik stellen sich die Resultate bei der operativen

Therapie der Bauchfelltuberkulose nach der Mohrmann'schen[112]) Dissertation folgendermaßen dar:

Bei der exsudativen Form 42,2 % Dauerheilungen über 2 Jahre, 14,8 % relative Heilungen und 36,8 % mit schlechtem Ausgang.

Bei der trockenen Form 28,7 % Dauerheilungen über 3 $1/_2$ Jahre, 7,1 % Heilungen über 9 Monate, 1 Fall von relativer Heilung und 50 % mit schlechtem Ausgang. Mohrmann kommt zu folgenden Schlußsätzen: 1. Für die seröse Form der Bauchfelltuberkulose ist die Prognose nach der Laparotomie eine ziemlich günstige. Es werden Dauerheilungen in nicht ganz der Hälfte der Fälle erreicht. 2. Bei der trockenen Form ist der Heilwert der Laparotomie ein sehr geringer. Die Gefahr einer Kotfistelbildung ist ziemlich erheblich usw. Um die Streitfrage: Dürfen wir Bauchfelltuberkulose noch operieren oder nicht? — zu entscheiden, fordert Mohrmann auf, die Dauerresultate der konservativen Behandlung festzustellen.

Für die Genitaltuberkulose empfehlen Krönig und Döderlein aus der Erfahrung heraus, daß die Genitaltuberkulose der spontanen Ausheilung in nicht wenigen Fällen zugänglich ist, und daß wohl nie bei der Exstirpation der tuberkulös erkrankten Genitalorgane der primäre Infektionsherd aus dem Organismus entfernt wird (?), zunächst eine Allgemeinbehandlung einzuleiten und erst dann zu operieren, wenn der Erfolg ausbleibt und bestimmte Momente (Temperatursteigerungen, Blutungen) die Operation indizieren. Eine Voraussetzung für die Vornahme der Operation ist dabei, daß der vorhandene primäre Herd nicht zu ausgedehnt ist und an und für sich bereits schon die Konsumtion der Kräfte der Kranken bedingt. Für die exsudative Form der Bauchfelltuberkulose empfehlen Krönig und Döderlein die Laparotomie aus der Erwägung heraus, daß die Flüssigkeitsansammlung, welche die Patientinnen bis dahin sehr belästigte und bei ihnen durch Hochstellen des Zwerchfells schwere Atemnot hervorrief, nach der Laparotomie nur in einem gewissen Prozentsatz der Fälle rezidiviert. Wie ich weiter unten zeigen werde, gelingt es auch ohne Laparotomie, durch Injektionen von Tuberkulin, diesen Flüssigkeitserguß im Peritonealsack rasch zum Schwinden zu bringen. Bei der adhäsiven Form der Bauchfelltuberkulose wenden Krönig und Döderlein die Laparotomie nicht mehr an.

Nachdem ich so ganz kurz und ohne Anspruch auf erschöpfende Behandlung der Frage den heutigen Standpunkt der Therapie bei

Genital- und Bauchfelltuberkulose skizziert habe, kehre ich zur Behandlung der Urogenital- und Bauchfelltuberkulose mit Tuberkulinpräparaten zurück.

An dieser Stelle betone ich noch einmal ausdrücklich, daß alle stark entkräfteten Individuen von vornherein für eine Tuberkulinbehandlung ungeeignet sind.

Wie Petruschky mit Recht hervorhebt und wie ich auch bereits im Beginn meiner Arbeit auseinandergesetzt habe, ist Tuberkulin kein direktes Heilmittel, kein Gegengift, sondern es enthält Toxine, gegen welche der menschliche Körper erst die Gegengifte erzeugen soll, wobei ihm also eine Arbeit zugemutet wird, die einen gewissen Kräftevorrat voraussetzt.

Will man derartige Individuen mit Tuberkulin behandeln, so wird man vorher versuchen müssen, den Kräftezustand durch zweckentsprechende hygienische Maßnahmen: Mastkur, Liegekur in freier Luft usw. zu heben und so den Kranken auf die Tuberkulinkur vorbereiten. Gelingt es bei derartigem Vorgehen nicht, den Allgemeinzustand, Gewicht usw. zu heben, so muß man von der Tuberkulinbehandlung Abstand nehmen.

Wie ferner Petruschky betont, ist bei allen spontan fiebernden Tuberkulösen nur ausnahmsweise die Tuberkulinbehandlung in Anwendung zu ziehen. Unbedingt abzuraten ist von der Behandlung, wenn dauernd hohes Fieber besteht. Petruschky reserviert die Tuberkulinbehandlung bei subfebrilen Temperaturen mit erheblichen Morgentemperaturen nur für Tuberkulin-Therapeuten mit großer Erfahrung. Wie ich bereits ausgeführt habe, kann man bei Urogenital- und Bauchfelltuberkulose mit remittierendem Fieber bei leidlichem Allgemeinbefinden und Kräftezustand stets erst versuchen, durch Tuberkulin-Reaktionen die Kranken zu entfiebern, was mir, wie erwähnt, mehrfach gelungen ist. Bleibt die Temperatur dann normal, so kann die Tuberkulinkur eingeleitet werden.

Wir leiten die Tuberkulinbehandlung ein, nachdem entweder durch die Alttuberkulinprobe oder schon ohne dieselbe die Diagnose der Tuberkulose gesichert ist. Wie aus den mit diagnostischen Alttuberkulin-Injektionen behandelten Fällen ersichtlich ist, haben wir auch dann die Tuberkulinprobe angewandt, wenn die Diagnose auch ohne dieselbe schon gestellt werden konnte, indem wir dabei den Zweck verfolgten, das Alttuberkulin gerade bei derartigen Fällen auf seinen diagnostischen Wert hin zu prüfen.

Die Methodik der Neutuberkulinanwendung ist nun folgende: Das Neutuberkulin T. R. enthält in 1 ccm (gleich dem Inhalt einer Originalflasche) 10 mg fester Substanz. Die Flüssigkeit ist zum Schutze vor Zersetzung mit einem Zusatz von 20% Glyzerin versehen. Die mit diesem Mittel behandelten Kranken müssen mindestens 3 mal täglich, besser 3 stündlich gemessen werden. Die Injektionen werden am besten mit einer sterilen Spritze subkutan in die Gegend oberhalb der Mamma gemacht. Auf die Injektionsstelle kommt ein Pflaster. Bei derartigem Vorgehen haben wir bei den vielfachen hier gemachten Injektionen niemals eine lokale Infektion gesehen. Bei der Tuberkulinkur ist vor allem das Verhalten des Körpergewichts zu berücksichtigen. Die Kranken müssen unbedingt wöchentlich gewogen werden. Bei ständiger Gewichtsabnahme ist die Tuberkulinkur abzubrechen. Im Gegensatz zu den diagnostischen Temperatursteigerungen nach Injektionen mit Alttuberkulin sollen Temperatursteigerungen über $1/_2{}^0$ bei der Behandlung mit Neutuberkulin T. R. möglichst vermieden werden. Die an den Injektionsstellen zuweilen auftretende schmerzhafte Rötung und Schwellung der Umgebung ist von nebensächlicher Bedeutung; sie gehen gewöhnlich sehr bald zurück. Wir haben derartige Reizerscheinungen bei Neutuberkulinanwendung außerordentlich selten gesehen. Die Injektionen werden jeden zweiten Tag gemacht. Bei Eintritt von Fieber wartet man das Zurückgehen der Temperatur bis zur Norm ab und gibt dann entweder dieselbe oder die vorhergehende Dosis noch einmal. Die Mehrzahl der Tuberkulin-Therapeuten beginnt die Behandlung mit $1/_{500}$ mg fester Substanz. Will man sich die Lösungen selbst herstellen, was wohl im Prinzip empfehlenswerter ist, so verfährt man folgendermaßen. (Eine genaue Anweisung zur Herstellung der Verdünnungen findet sich bei jedem Originalfläschchen.) Als Verdünnungsflüssigkeit dient 20%iges Glyzerinwasser. Dasselbe wird hergestellt, indem man 20 ccm reines Glyzerin mit 80 ccm destilliertem Wasser 15 Minuten lang kochen und vor dem Gebrauch völlig erkalten läßt.

Man entnimmt nun aus dem Originalfläschchen mit einer in 10 gleiche Teile eingeteilten 1 ccm Pipette 0,3 ccm, fügt dazu 2,7 ccm 20%iges Glyzerinwasser, so daß das Gesamtvolumen 3 ccm beträgt. Dann enthält diese 10%ige Verdünnung 3 mg fester Substanz. Aus dieser 10%igen Verdünnung werden 0,1 ccm mit 9,9 ccm Glyzerinwasser zu 10 ccm aufgefüllt, so daß also eine $1\%_0$ Verdünnung der Originalflüssigkeit entsteht. Von dieser letzteren Verdünnung enthalten dann zwei Teilstriche oder $^2/_{10}$ ccm der Koch'schen oder Pravazspritze 0,002 mg $= ^1/_{500}$ mg fester Substanz. Instrumente und Pipetten sind vor dem Gebrauch zu sterilisieren.

Bewahrt man die Verdünnungen kühl und dunkel auf, so bleiben sie 14 Tage lang wirksam. Bildet sich ein Bodensatz, der sich beim Schütteln nicht wieder in feinste Teilchen auflöst, so dürfen die Lösungen nicht weiter verwendet werden.

Ist man mit den Dosen bis zu 5 mg fester Substanz gestiegen, so soll man die Injektionen nur einmal wöchentlich vornehmen. Bei einer Dosis von 20 mg fester Substanz·soll man aufhören oder nur noch in größeren Pausen injizieren. Bis zu derartigen Dosen bin ich nur sehr selten (bei Blasentuberkulose) gestiegen, gewöhnlich haben wir bereits bei viel geringeren Dosen die Behandlung abgebrochen oder sind dann anderweitig verfahren (siehe unten). Überläßt man die Herstellung der Lösungen dem Apotheker, so geht man z. B. so vor: Man läßt sich am besten jedesmal 2—5 g Neutuberkulinlösung anfertigen, die, wie gesagt, nach dem Gebrauch wieder kühl aufbewahrt werden muß. Als erste Stammlösung läßt man sich 2—5 g (je nach der Anzahl der gleichzeitig zu behandelnden Fälle) einer Neutuberkulinlösung herstellen, wovon 1 Teilstrich einer Pravazspritze $^1/_{500}$ mg fester Substanz, d. h. also die Anfangsdosis enthält. Man würde damit die erste Injektion z. B. so machen, daß man die Spritze bis zum Teilstrich 5 mit destilliertem Wasser aufzieht, dann bis zum Teilstrich 6 (also $^1/_{500}$ mg) Neutuberkulin und bis 10 wieder destilliertes Wasser usw. Im weiteren Verlauf gehen wir z. B. folgendermaßen vor:

1. Mai $^1/_{500}$ ($= 1$ Teilstrich einer Pravazspritze von der ersten Lösung)
3. „ $^2/_{500}$ ($= 2$ „ „ „ „ „ „ „)
5. „ $^3/_{500}$ ($= 3$ „ „ „ „ „ „ „)
7. „ $^4/_{500}$ ($= 4$ „ „ „ „ „ „ „)
9. „ $^5/_{500}$ ($= 5$ „ „ „ „ „ „ „)

usw.

Ist man bis zu $^{10}/_{500} = ^1/_{50}$ mg fester Substanz gekommen, so läßt man sich 2—5 g einer Neutuberkulinlösung herstellen, wovon 1 Teilstrich einer Pravazspritze $^1/_{50}$ mg fester Substanz enthält, und gibt dann $^1/_{50}$, $^2/_{50}$, $^3/_{50}$, $^4/_{50}$, $^5/_{50}$, $^6/_{50}$, $^7/_{50}$, $^8/_{50}$, $^9/_{50}$, $^{10}/_{50} = ^1/_5$ mg fester Substanz. Nun folgt eine Neutuberkulinlösung, wo jeder Teilstrich der Pravazspritze $^1/_5$ mg fester Substanz enthält, also

$^1/_5$, $^2/_5$, $^3/_5$, $^4/_5$, $^5/_5 = 1$ mg fester Substanz. Weiterhin entnimmt man die Tuberkulinmengen der Originalflasche direkt. Höher als 1—2 bis höchstens 5 mg sind wir, wie erwähnt, nur sehr selten gegangen. Meist sind wir bei 1 oder 2 mg fester Substanz stehen geblieben und haben mit derselben Dosis noch 10—20 Injektionen in 3—7 tägigen Pausen gemacht oder aber wir sind noch anders vorgegangen (siehe unten).

Petruschky empfiehlt für die Behandlung der Lungentuberkulose folgendes Verfahren:

Neues Tuberkulin (tausendstel Milligramm)

0,1 — 0,3 — 1 — 2 — 3,5 — 5 — 7 — 10 — 15 — 25 — 35 — 45
60 — 80 — 100 usw.

Das Alttuberkulin haben wir zu therapeutischen Zwecken früher nur ambulant in Anwendung gebracht. Neuerdings machen wir jedoch auch klinisch von dem Mittel Gebrauch. Wir gehen dabei so vor, daß wir entweder von vornherein abwechselnd Neutuberkulin und Alttuberkulin einspritzen oder aber daß wir zuerst den therapeutischen Effekt der Neutuberkulin-Injektionen abwarten und erst dann, wenn der Erfolg ausbleibt, abwechselnd injizieren. Bei dieser kombinierten Anwendung der beiden Tuberkulinpräparate sind wir von dem Gedanken ausgegangen, möglichst alle wirksamen Substanzen dem Organismus einzuverleiben. Nach den Bemerkungen über die Herstellung der Präparate sind ja die wirksamen Bestandteile bei beiden verschieden resp. jedes Präparat enthält wirksame Substanzen, die in dem andern Präparat nicht vorhanden sind.

Die Technik der Alttuberkulinbehandlung ist folgende: Ein Originalfläschchen enthält 1 ccm Alttuberkulin. Zum Gebrauch ist das Alttuberkulin zu verdünnen. Als Verdünnungsflüssigkeit benutzt man $^1/_2$ $^0/_0$ige Karbolsäurelösung. Petruschky empfiehlt folgende Lösung zur Verdünnung:

Phenol. pur. 1,0
Natr. chlorat. 1,5
Aq. destill. ad 200,0

Der Phenolzusatz dient zur Verhinderung von Zersetzungen. Der Kochsalzzusatz soll die Schmerzhaftigkeit der Injektionen gegenüber denen ohne Kochsalz verringern. Ich habe mich davon niemals überzeugen können und bin stets mit einfacher $^1/_2$ $^0/_0$iger Karbolsäureverdünnungsflüssigkeit zufrieden gewesen. Die Verdünnung des Tuberkulins geschieht nach der Anweisung der Höchster Farbwerke am besten so, daß man zunächst 1 ccm Tuberkulin mit der Pipette aus dem Originalfläschen entnimmt und zu diesem 9 ccm $^1/_2\,^0/_0$ige Karbolsäurelösung hinzufügt.

Auf diese Weise erhält man eine $10\,^0/_0$ige Tuberkulinlösung = Tuberkulinverdünnung 1. Verdünnt man 1 ccm dieser Tuberkulinverdünnung 1 mit weiteren 9 ccm $^1/_2\,^0/_0$iger Karbolsäurelösung, so erhält man eine $1\,^0/_0$ige Tuberkulinlösung = Tuberkulinverdünnung 2.

Auf dieselbe Weise stellt man durch Verdünnung von 1 ccm der Tuberkulinverdünnung 2 mit 9 ccm Karbolsäurelösung eine $0{,}1\,^0/_0$ige Tuberkulinlösung = Tuberkulinverdünnung 3 dar usw.

Die verschiedenen Verdünnungen enthalten also in 1 ccm:

Tuberkulinverdünnung 4 = 0,0001 ccm Alttuberkulin.

„ 3 = 0,001 „ „

„ 2 = 0,01 „ „

„ 1 = 0,1 „ „

Das unverdünnte Alttuberkulin ist unbegrenzt haltbar. Auch die Tuberkulinverdünnung 1 ist sehr lange haltbar. Die noch weiteren Verdünnungen sind nur 4—5 Tage haltbar. Damit muß beim Anfertigen der verdünnten Tuberkulinmengen gerechnet werden. Trübe Lösungen sind nicht verwendbar.

Läßt man sich die Verdünnungen vom Apotheker machen, so verschreibt man z. B.:

Sol. Alttuberkulin : 1,0 — 2,0 — x,0

in 1,0 = 0,0001 ccm Alttuberkulin

oder in 1,0 = 0,001 „ „

oder in 1,0 = 0,01 „ „ usw.

Über Applikationsstelle des Alttuberkulins, Vorbereitungen zur Injektion usw. gilt dasselbe wie für das Neutuberkulin T. R. (siehe oben).

Was die therapeutische Dosenfolge anbetrifft, so läßt sich natürlich ein ganz bestimmtes Schema für die therapeutische Alttuberkulinbehandlung nicht aufstellen. Wenn irgendwo, so ist hier eine streng individuelle Behandlung am Platze.

Man beginnt die Tuberkulinkur gewöhnlich mit $^1/_{10}$ mg = 0,0001 g Alttuberkulin. Dann steigert man die Dosis im allgemeinen bei einer neuen Einspritzung um das Doppelte der vorausgegangenen. Gewöhnlich sollen zwischen zwei Injektionen mindestens 2 injektionsfreie Tage liegen. Bei Personen, die schon auf kleine

Dosen ausgesprochen reagieren, macht man größere Pausen und geht mit den Dosen langsamer vor. Bei Eintritt einer Fieberreaktion oder starker Schmerzempfindlichkeit der Injektionsstelle empfehlen die meisten Wiederholung der gleichen Dosis oder sogar die Injektion der vorhergehenden Dosis. Nach einigen Autoren ist es jedoch zwecklos, dieselbe Dosis mehrfach hintereinander zu injizieren, und fehlerhaft, auf eine geringere Dosis zurückzugreifen, weil es bei derartigem Vorgehen zu einer „Überempfindlichkeit" des Patienten gegenüber dem Tuberkulin kommen soll. Wir können uns nach unseren Erfahrungen dieser Anschauung nicht anschließen und gehen in der ersterwähnten Weise vor.

Petruschky empfiehlt folgende Dosenfolge:

Altes Tuberkulin (Milligramm)

0,1 — 0,25 — 0,5 — 1 — 2 — 3 — 4 — 6 — 8 — 10 — 15 — 25 — 35
45 — 60 — 80 — 100 usw.

Wir gehen gewöhnlich so vor:

0,0001 — 0,0002 — 0,0004 — 0,0006 — 0,0008 — 0,001 — 0,002
0,003 — 0,004 — 0,005 — 0,006 — 0,007 — 0,008 — 0,009 — 0,01
0,02 — 0,03 — 0,04 — 0,05 — 0,06 — 0,07 — 0,08 — 0,09 — 0,1 usw.

Über 0,5 ccm Alttuberkulin sind wir nie herausgegangen. Bei den höheren Dosen, etwa von 0,01 ab, wurden die Injektionen durchschnittlich alle 5—7 Tage gemacht.

Nach neueren Erfahrungen erscheint es mir vorteilhafter zu sein, wenn man von vornherein die beiden Präparate abwechselnd in den erwähnten Dosenfolgen einspritzt; ganz besonders gilt das für die Urogenitaltuberkulose, während man bei Bauchfelltuberkulose in der Regel mit Neutuberkulin auskommen wird. Nur dann, wenn eine Behandlung klinisch nicht durchführbar war — die lange Zeitdauer der Tuberkulinkur stößt meist bei den Kranken auf große Schwierigkeiten — haben wir die Behandlung ambulant mit Alttuberkulin fortgesetzt, indem die Kranken wöchentlich 1—2 mal injiziert wurden, während bei der Neutuberkulinbehandlung eine raschere Dosenfolge vorteilhafter erscheint. Bei dieser ambulanten Behandlung müssen sich die Kranken mindestens 3 mal täglich messen. Das Körpergewicht wird alle 8 Tage kontrolliert.

Zur Beurteilung, ob eine Tuberkulinkur günstig verläuft, dienen in erster Linie folgende Anhaltspunkte: Das Körpergewicht nimmt zu oder geht wenigstens nicht wesentlich herunter. Das

Allgemeinbefinden ist dauernd günstig, abgesehen von mäßigen Beeinträchtigungen während einer nicht beabsichtigten, häufig ja nicht ausbleibenden Reaktion, besonders bei höheren Dosen. Insbesondere darf der Appetit nicht dauernd leiden.

Die Temperatur bleibt, abgesehen von den erwähnten nicht beabsichtigten Reaktionen, dauernd normal. Hat man bei mäßigen Temperaturen und gutem Allgemeinbefinden trotzdem die Kur eingeleitet (siehe oben), so muß dieselbe abgebrochen werden, wenn es nicht bald gelingt, die Kranken zu entfiebern. Die Krankheitserscheinungen gehen allmählich zurück.

Die wichtigsten Kriterien für einen ungünstigen Verlauf der Tuberkulinkur sind: Dauernde Abnahme des Körpergewichts, länger dauerndes unregelmäßiges Fieber und ständiger Verlust des Appetits.

Wie lange dauert nun eine Tuberkulinkur? Eine bestimmte Zeitangabe läßt sich hierüber aus begreiflichen Gründen nicht machen. Ernährungszustand, Resistenzfähigkeit des Organismus, die verschiedene Empfindlichkeit gegenüber den Tuberkulinpräparaten: alles das sind Momente, die neben der Art des tuberkulösen Prozesses hierbei in Betracht kommen. Immerhin kann man die Behandlungsdauer auf 2—4 Monate angeben. In dieser Zeit ist es in den meisten Fällen allmählich zu einem Verlust der Reaktionsfähigkeit auf Tuberkulin gekommen, was natürlich, wie ich bereits mehrfach auseinandergesetzt habe, noch nicht besagt, daß der tuberkulöse Prozeß zur Ausheilung gekommen ist. Dennoch ist der Verlust der Reaktionsfähigkeit auf Tuberkulin ein Zeichen einer günstig verlaufenden Tuberkulinkur (Petruschky). Die Reaktionsfähigkeit des Organismus tritt bei den nicht geheilten Fällen nach den Erfahrungen Petruschkys ungefähr nach 2—3 Monaten wieder ein. Auf diese Erfahrung gründet sich das von Petruschky zuerst empfohlene Etappenverfahren. Petruschky empfiehlt nach Beendigung der ersten Tuberkulinkur eine Pause von 2—3 Monaten; dann beginnt die Tuberkulinkur von neuem (II. Etappe).

Bei Fällen, die bereits nach der ersten Tuberkulinkur anscheinend geheilt sind, wird nach Ablauf von 2—3 Monaten wieder die probatorische Tuberkulin-Injektion (Nachprüfung) wiederholt, wobei es sich empfiehlt, in der Dosierung etwas höher zu greifen als bei der Vorprüfung. Petruschky gibt als Dosen an:

1—5—15 mg, oder 1—5—10—20 mg altes Tuberkulin.

Fällt diese positiv aus, ist also der tuberkulöse Prozeß noch nicht zur Ausheilung gekommen, so beginnt die II. Tuberkulinetappe in der Weise, wie es für die I. Etappe ausführlich geschildert ist. Fällt die erste Nachprüfung negativ aus, so soll man nach Petruschky zur Sicherheit noch nach Ablauf längerer Zeit (nach 3—6 Monaten) eine zweite Nachprüfung in der gleichen Weise vornehmen. Ist die Nachprüfung zweimal negativ ausgefallen, so kann der Patient nach Petruschky mit großer Wahrscheinlichkeit als geheilt angesehen und der eventuell verlangte Heiratskonsens gegeben werden, vorausgesetzt natürlich, daß auch die sonstigen wesentlichen Krankheitszeichen nicht mehr vorhanden sind. Zur Sicherheit muß man diese Patienten jedoch noch zweimal im Jahre untersuchen. Dieses Petruschky'sche Etappenverfahren ist nach unseren Erfahrungen einer der wichtigsten Punkte bei der therapeutischen Behandlung tuberkulöser Prozesse mit Tuberkulinpräparaten. Will man gute Dauerresultate erhalten, so kommt man ohne das Etappenverfahren nicht aus. Wir können auf Grund unserer Beobachtungen dieses Vorgehen nur auf das wärmste empfehlen, wenn auch unsere Erfahrungen mit dem Etappenverfahren noch nicht groß sind. Man wird also allen tuberkulösen Kranken, die sich einer Tuberkulinkur unterziehen wollen, von vornherein auf die lange Dauer und etwaige Wiederholungen der Kur aufmerksam machen müssen. Sind die Kranken nicht völlig mit diesem Vorschlag einverstanden, so hat es wenig Zweck, die Kur überhaupt einzuleiten. Bei Berücksichtigung dieser wichtigen Momente wird man Mißerfolge mit dem Mittel möglichst vermeiden. Aus diesen Ausführungen geht auch hervor, wie wenig wertvoll gewisse Mitteilungen über Tuberkulinbehandlung sind, wie man sie hin und wieder in der Literatur findet. So werden Erfahrungen mitgeteilt und Schlüsse gezogen, wenn z. B. 10—20 Injektionen gemacht sind. Derartige Mitteilungen sind völlig wertlos und schaden leider dem Mittel außerordentlich.

Einen großen Wert bei der Behandlung der Peritoneal- und Urogenitaltuberkulose legen wir neben der spezifischen Tuberkulinanwendung auf die hygienisch-diätetische Behandlung. Es dürfte zu weit führen, auf dieses ausgedehnte und jedem Arzt in seinen Grundzügen ja wohl bekannte Gebiet einzugehen. Nur einige wesentliche Momente mögen hervorgehoben werden. Zunächst stimme ich mit Cornet,[115]) Brehmer und wohl der Mehrzahl der Ärzte darin überein, den Kranken die Natur ihres Leidens offen mitzuteilen. Nur dann wird man von vornherein darauf rechnen können, die langdauernde Tuberkulintherapie einzuleiten und auch durchzuführen. Spricht man aber allgemeinhin von Unterleibsentzündung oder ähnlichen unbestimmten Affektionen, so wird die Kranke ihr Leiden nicht ernsthaft auffassen und sich vielleicht bald der langwierigen Behandlung entziehen.

Eine bedeutsame Rolle spielen bei der Behandlung der Urogenital- und Bauchfelltuberkulose die Luftkur und die Ernährung. Man muß die Kranken von vornherein dazu erziehen, daß sie den größten Teil des Tages in frischer, reiner Luft verbringen, und das nicht nur bei sonnigem oder trockenem Wetter, sondern mit demselben Nutzen auch bei bewölktem Himmel, bei geringen Niederschlägen oder nicht zu heftigen Winden. Ist doch gerade während oder nach dem Regen die Luft am reinsten (Cornet). Nur gegenüber raschen Temperaturschwankungen resp. Abkühlungen ist Vorsicht geboten. Hier sind zweckmäßige Kleidung und Abhärtung am Platze. Um die Abhärtung zu erreichen, beginnen wir möglichst frühzeitig mit kalten Abreibungen des ganzen Körpers, anfangs nur abends vor dem Schlafengehen, später auch morgens. Sehr zweckmäßig sind auch Abwaschungen mit Franzbranntwein usw. Nach der morgendlichen Abreibung gehen zweckmäßig besonders schwächliche und blutarme Kranke für kurze Zeit, 10 Minuten, in das Bett zurück. Mit diesen Abreibungen erreicht man neben der Abhärtung meist auch eine Hebung des Appetits und eine günstige Beeinflussung der Psyche. Sehr zweckmäßig sind ferner warme Vollbäder, wöchentlich ca. 2—3 mal, mit daranschließender kühler Abwaschung und längerer Ruhe. Sie haben einen ausgezeichneten Einfluß auf das Allgemeinbefinden und auch ihr Einfluß auf den tuberkulösen Prozeß dürfte nicht zu unterschätzen sein.

Was die Ernährung anbetrifft, so muß der Erfolg unserer dahin zielenden Bemühungen ständig auf einer guten Wage (nicht einer automatischen) unter denselben Bedingungen (Kleidung, dieselbe Tageszeit usw.) kontrolliert werden. Im übrigen kann ich an dieser Stelle auf einen ausführlichen Speisenzettel und die Auswahl resp. den Wert einzelner Nahrungsmittel überhaupt nicht näher eingehen. Ausführliches über diese Fragen findet sich im v. Leyden'schen Handbuch der Ernährungstherapie und in der Cornet'schen Monographie: Die Tuberkulose.[115]) Nur das sei erwähnt, daß eine Vorbedingung für eine erfolgreiche Ernährungstherapie die schmackhafte und pikante Zubereitung, reiche Auswahl und Abwechslung sind. Nur dann wird man den Eintritt längerer Appetitlosigkeit vermeiden. Von medikamentösen Mitteln gegen die Appetitlosigkeit hat sich uns am meisten bewährt: Tinct. Chinae comp. 3 mal täglich 25 Tropfen vor der Mahlzeit, ferner Tinct. Rhei vinos., Tinct. Chinae comp., Tinct. amar. aa. 10,0 . 3 mal täglich 25 Tropfen vor dem Essen, ferner der längere Gebrauch von Levico-Wasser usw. Das Hauptgewicht bei der Behandlung der Appetitlosigkeit liegt jedoch in hydrotherapeutischen Maßnahmen, in dem ständigen Aufenthalt in guter Luft, eventuell in einem Klimawechsel.

Alle tuberkulösen Kranken erhalten ferner von vornherein täglich 1 Liter Milch. Besteht Widerwille gegen Milch, so muß man sie mit Mondamin kochen oder Kaffee, Tee, 1 Teelöffel Aqua calcis, Kognak oder Kochsalz hinzusetzen. Bestehen gleichzeitig Durchfälle, so wird mit gutem Erfolg Eichelkakao nebenher oder zusammen verabreicht. Von Nährpräparaten hat sich uns am besten Puro, Sanatogen und Hygiama bewährt. Puro wird am besten in Selterswasser, leichtem Moselwein oder auf Brot gestrichen verabreicht; Sanatogen wird am liebsten in Wasser verrührt genommen. Von der Darreichung des Alkohols, der ja bei der Phthiseotherapie seit Brehmer eine Rolle spielt, haben wir nur selten Gebrauch gemacht.

Eine weitere sehr wichtige Frage bei der Behandlung der Urogenital- und Bauchfelltuberkulose ist ferner: Wie sollen Bewegung und Ruhe geregelt werden? Treffend sind hier die Cornet'schen Ausführungen: Jede Bewegung kostet dem Körper Eiweiß; das Steigen mehr als das Gehen, dieses mehr als das Sitzen und dieses mehr als das Liegen. Je ruhiger der Kranke liegt, je weniger Muskeln in Tätigkeit gesetzt werden, um so geringer ist der Stoffverbrauch. Wenn der Kranke also an Konsumtion leidet, so sind folgerichtig alle Bewegungen auf das geringste Maß einzuschränken. Allzuviel Bewegung schädigt auch das an und für sich schon durch Toxine geschädigte Herz. Die häufig gleichzeitig vorhandene Anämie fordert gleichfalls Ruhe (Nothnagel). Bei Bewegungen kann schließlich leichter tuberkulöses Material resorbiert werden, was sich durch leichtes Fieber nach Bewegungen dokumentiert (Cornet), so daß auch diese Überlegung dazu auffordert, die Bewegung möglichst auszuschalten.

Eine wenig wünschenswerte Beigabe dieser möglichsten Einhaltung von Ruhe ist leider die zuweilen eintretende Appetitlosigkeit und ungünstige Beeinflussung der Psyche. Die auf diesen Ausführungen beruhende, von Dettweiler für die Behandlung der Lungentuberkulose eingeführte Liegekur empfehlen wir auch für die Behandlung der Urogenital- und Bauchfelltuberkulose auf das wärmste. Fieberfreie, ausnahmsweise auch leicht fiebernde Kranke werden möglichst unter Vermeidung größerer Bewegungen in den Garten gebracht, wo sie auf bequemen Liegestühlen an einem möglichst geschützten, etwas sonnigen Orte den ganzen Tag verbringen. Sorgt man für eine leichte körperliche und geistige Beschäftigung der Kranken durch Handarbeiten, Lesen usw., so haben sich die Kranken sehr schnell und dauernd mit der Liegekur angefreundet. Diese Liegekur geht mit fortschreitender Besserung des Leidens allmählich in eine vernünftige und maßvolle Bewegungskur über (siehe Cornet). Ist die Tuberkulinkur mit gutem Erfolg durchgeführt, so kommen gewissermaßen als Nachkur die verschiedenen Kurorte in Betracht (Binnenland oder Seeklima). Für unbemittelte Kranke kommt hier in erster Linie in Frage die Fürsorge der einzelnen Landesversicherungsanstalten und Krankenkassen. Eine weitere Voraussetzung für die planmäßige und erfolgreiche Bekämpfung der Urogenital- und Bauchfelltuberkulose ist ferner die Einrichtung besonderer Volkssanatorien oder wenigstens die Angliederung derartiger Sonderabteilungen an bereits vorhandene Heilstätten. Dabei könnte man etwa so vorgehen, daß auf Kosten der Krankenkassen die therapeutische Tuberkulinbehandlung durchgeführt wird, während die Landesversicherung die weitere Übernahme des hygienisch-diätetischen Heilverfahrens in derartigen Volkssanatorien übernähme, oder aber die Behandlung wird von vornherein in derartigen Anstalten kombiniert — Tuberkulin- und hygienisch-diätetische Behandlung — eingeleitet und durchgeführt. Die Notwendigkeit derartiger besonderer Heilstätten auch für Urogenital- und Bauchfelltuberkulose scheint mir bei der ziemlichen Häufigkeit dieser Tuberkuloseformen gegeben zu sein.

Ich lasse nunmehr meine mit Tuberkulinpräparaten behandelten Fälle in kurzem Auszug folgen.

Die I. Gruppe umfaßt diejenigen Fälle, bei denen es sich in der Hauptsache um Peritonealtuberkulose mit reichlichem Ascites handelte.

Fall 1. Frau Martha Z., 25 Jahre, Arbeitersfrau. Journ.-No. 21834. (Fall 26 der mit Alttuberkulin probatorisch behandelten Fälle.) Ausführliche Anamnese, Verlauf der Reaktion usw. siehe daselbst.

Die sehr heruntergekommene, dekrepide Patientin, bei der sich neben der Peritonealtuberkulose noch eine Tuberkulose am rechten Ulna-Köpfchen fand, wurde mit Alttuberkulin entfiebert und dann der Neutuberkulinkur unterworfen.

Klinisch 33 Injektionen Neutuberkulin. Poliklinisch bis jetzt 20 Injektionen Alttuberkulin, alle 8 Tage eine Injektion. Anfangsgewicht 91 Pfd. Gewicht bei Abschluß der klinischen Behandlung 98,5 Pfd. Gewicht bei Abschluß der poliklinischen Behandlung zurzeit 102 Pfd.

Der Ascites schwand sehr bald und damit auch die Durchfälle und Leibschmerzen. Die Knochentuberkulose ging langsam zurück, kam aber während der klinischen Behandlung nicht zur Ausheilung. Die eitrige Sekretion ging allmählich in eine seröse über. Bei der Entlassung aus der Klinik war Ascites nicht mehr nachweisbar. Zur Sicherung des Erfolges und um die Knochentuberkulose zur Ausheilung zu bringen, erhielt die Patientin bis jetzt Alttuberkulin-Injektionen. Dabei hob sich das Allgemeinbefinden immer mehr, das Gewicht nahm langsam, aber stetig zu.

Interessant ist in diesem Falle, daß während der ausgedehnten Tuberkulinbehandlung noch mehrere tuberkulöse Abszesse an verschiedenen Körperteilen auftraten; ein Beweis, daß Tuberkulin keine sichere immunisatorische Wirkung ausübt. Alle Abszesse kamen jedoch schnell zur Ausheilung, wobei es von Interesse war, zu beobachten, wie alle Abszesse eine rein seröse Absonderung zeigten. Was die Entstehung der Abszesse betrifft, so kann man wohl annehmen, daß es bei der Ausheilung der Peritoneal- und Knochentuberkulose zur Resorption von abgestoßenen tuberkulösen resp. tuberkelbazillenhaltigen Gewebsmassen kam, also gewissermaßen zu einer Aussaat von Tuberkelbazillen, deren unheilvolle Wirksamkeit infolge der längeren Tuberkulinbehandlung jedoch abgeschwächt wurde. Eine derartige Resorption abgestoßener tuberkelbazillenhaltiger Gewebsmassen entsteht sicher nicht nur unter dem Einfluß der Tuberkulinbehandlung, sie wird auch dann auftreten können, wenn ein tuberkulöser Prozeß spontan ausheilt. Jedoch ist auch eine andere Erklärung nicht von der Hand zu weisen, daß es nämlich schon vor Einleitung des Heilverfahrens in dem außerordentlich geschwächten Körper zu einer weitgehenden Dissemination der Tuberkelbazillen gekommen war, deren deletäre Wirkung jedoch unter dem ständigen Einfluß methodischer Tuberkulin-Injektionen abgeschwächt wurde. Der augenscheinliche Erfolg ist hier um so bemerkenswerter, als wir eigentlich den Fall von vornherein für sehr ungünstig, ja als verloren ansahen. Jedenfalls ist es bis jetzt gelungen, die Bauchfelltuberkulose zur Ausheilung zu bringen, das Gewicht um 11 Pfd. zu heben und auch das Allgemeinbefinden erheblich zu bessern.*)

Fall 2. Marie G., 16 Jahre, Haustochter. Journ.-No. 21835. (Fall 27 der diagnostischen Gruppe. Daselbst auch Anamnese, Befund und Verlauf der Reaktion.)

Hier bestand ein sehr reichlicher Ascites und Fieber. Die Patientin wurde zunächst mit Erfolg durch Alttuberkulin nach der oben erwähnten Methode entfiebert und dann der klinischen Neu-tuberkulinbehandlung unterworfen. Sie erhielt im ganzen 45 Injektionen Neutuberkulin. Dabei ging der Ascites vollkommen zurück, so daß bei der Entlassung auch Spuren nicht mehr nachweisbar waren. Die Durchfälle hörten ganz auf, ebenso die Leibschmerzen. Per vaginam fühlte man bei der Entlassung in der Gegend der linken Adnexe eine walzenförmige Verdickung der linken Tube.

Anfangsgewicht 93 Pfd., Schlußgewicht 95 Pfd., wobei zu bemerken ist, daß der im Beginn der Behandlung sehr reichlich vorhandene Ascites bei Beendigung derselben nicht mehr nachweisbar war. Die am Schluß der Behandlung vorgenommene probatorische Alttuberkulinprobe fiel negativ aus. Nach Ablauf von 2—3 Monaten werden wir nach dem Vorschlag von Petruschky die probatorische Tuberkulinprobe wiederholen und bei positivem Ausfall derselben die II. Kuretappe einleiten.**)

Fall 3. Frau Frida R., 23 Jahre, Arbeitersfrau. Journ.-No. 21907. (Fall 28 der diagnostischen Tuberkulinprobe.) Peritoneal-

---

*) Der Fall ist nach weiterer Tuberkulinbehandlung inzwischen vollkommen zur Ausheilung gelangt.

**) Die Nachuntersuchung des Falles nach ¹/₂ Jahr ergab völlige Ausheilung des tuberkulösen Prozesses. (Negativer Verlauf der Tuberkulinprobe.)

tuberkulose mit sehr reichlichem Ascites. Patientin erhielt 40 Injektionen Neutuberkulin. Der Ascites ging sehr bald ganz zurück. Per vaginam fühlt man bei der Entlassung in der Gegend der linken Adnexe knotenartige Resistenzen. Keine Leibschmerzen, keine Durchfälle mehr. Leidlich günstiges Allgemeinbefinden.

Anfangsgewicht 112 Pfd., Schlußgewicht 111 Pfd., wobei zu berechnen ist, daß der anfänglich vorhandene sehr reichliche Ascites am Schluß vollkommen zurückgegangen war.

Fall 4. Elisabeth N., 44 Jahre, Maurersfrau. Journ.-No. 22112. (Fall 35 der diagnostischen Tuberkulingruppe.) Bauchfelltuberkulose mit sehr reichlichem Ascites (Leibesumfang 91,5 cm), geringer Lungenspitzenkatarrh. Patientin erhielt klinisch 30 Injektionen Neutuberkulin. Dabei völliges Verschwinden des Ascites, Leibesumfanng bei der Entlassung 84 cm.

Anfangsgewicht 100,5 Pfd., Schlußgewicht bei der klinischen Entlassung 109 Pfd. (bei Abnahme des Ascites). Patientin erhielt dann noch zur Sicherung des Erfolges poliklinisch 15 Injektionen mit Alttuberkulin, wobei die Besserung stetig anhielt, insbesondere wurde das Allgemeinbefinden ein sehr günstiges. Das Gewicht stieg auf 119 Pfd., so daß im ganzen eine Gewichtszunahme von 18,5 Pfd. unter der Behandlung erreicht wurde. Keine Beschwerden, kein Ascites, per vaginam normaler Befund. Menses o. B.

Fall 5. Lina Sch., 15 Jahre, Arbeiterin. Journ.-No. 22252. (Fall 39 der diagnostischen Tuberkulingruppe.) Fiebernde Peritonealtuberkulose mit großem, abgesacktem Exsudat, mäßiger Lungenkatarrh. Nach Entfieberung mit Alttuberkulin erhielt Patientin 40 Injektionen mit Neutuberkulin. Dabei ging der peritoneale Erguß ganz zurück, das Gewicht stieg von 87,5 auf 97 Pfd., das Allgemeinbefinden wurde ein recht günstiges.

Die am Schluß der Behandlung vorgenommene probatorische Tuberkulinprobe fiel negativ aus. Dieselbe wird nach 2—3 Monaten noch einmal wiederholt werden und bei positivem Ausfall werden wir die II. Etappe einleiten.

Von diesen 5 Fällen von Peritonealtuberkulose mit reichlichem Ascites sind also 4 = 80 % vorläufig vollkommen ausgeheilt, einer gleich 20 % ist erheblich gebessert und anscheinend in Ausheilung begriffen.*) Wenn auch zur Beurteilung dauernder Resultate natürlich

---

*) Siehe Anmerkung auf voriger Seite.

noch eine längere Beobachtung notwendig ist, so sind doch die Erfolge recht bemerkenswert. Jedenfalls sind wir auf Grund dieser Erfahrungen zu dem Standpunkt gekommen, daß wir wegen Bauchfelltuberkulose mit Ascites vorläufig überhaupt nicht mehr die Laparotomie machen. Auffallend war bei allen Fällen von seröser Peritonealtuberkulose, die mit Tuberkulin behandelt wurden, daß der Erguß außerordentlich schnell resorbiert wurde; eine Tatsache, auf die schon im Beginn der Tuberkulinära Olshausen[53]) aufmerksam gemacht hatte. Wenn wir, obwohl wir bei unsern Fällen von Dauerresultaten noch nicht sprechen können, die Mohrmann'sche Statistik aus der hiesigen Frauenklinik vergleichend heranziehen, so fand Mohrmann bei seinen Fällen 42,2 $^0/_0$ Dauerheilungen über 2 Jahre, 14,8 $^0/_0$ relative Heilungen und 36,8 $^0/_0$ ungeheilt mit schlechtem Ausgang. Wir haben den bestimmten Eindruck, daß den Patienten mit der Tuberkulinbehandlung erheblich mehr gedient ist als mit chirurgischer Therapie. Die Bauchfelltuberkulose ist, um es noch einmal ausdrücklich hervorzuheben, in der hiesigen Frauenklinik vorläufig nicht mehr Gegenstand chirurgischer Maßnahmen.

Die II. Gruppe umfaßt diejenigen Fälle, bei denen es sich in erster Linie um eine trockene Form der Bauchfelltuberkulose handelte. Häufig fanden sich gleichzeitig Adnexveränderungen.

Fall 1. Frau Christine B., 32 Jahre. Journ.-No. 21324. (Fall 18 der diagnostischen Gruppe.) Trockene Peritonealtuberkulose und Adnextuberkulose, Retroflexio fixata. Hier wurde nach 7 Injektionen Neutuberkulin die Tuberkulinkur abgebrochen, weil unregelmäßige, nicht erhebliche Temperatursteigerungen auftraten.

Die Operation bestätigte die durch den positiven Ausfall der Tuberkulinprobe gestellte Diagnose. Die Patientin nahm nach der Operation 20 Pfund zu, der Prozeß scheint vollkommen ausgeheilt zu sein. Der Verlauf dieses Falles spricht nicht ohne weiteres für einen schädlichen resp. ungünstigen Einfluß des Tuberkulins. Die Behandlung wurde abgebrochen, weil die Patientin die Operation der langdauernden Tuberkulinbehandlung vorzog. Die Temperatur wurde übrigens sehr bald nach Aussetzen des Mittels wieder normal. Derartige Erfahrungen wird man häufiger mit Tuberkulin machen. Man wird dann mehr oder minder lange Zeit aussetzen und dann von neuem mit noch geringeren Dosen wieder anfangen. Bei derartigem Vorgehen ist es uns dann trotzdem noch gelungen, die Tuberkulinkur mit gutem Erfolg durchzuführen.

8*

Fall 2. Marie W., 20 Jahre, Haustochter. Journ.-No. 21439. (Fall 20 der diagnostischen Gruppe.) Ausgesprochene trockene Bauchfelltuberkulose mit wahrscheinlicher Tubentuberkulose. Keine klinisch nachweisbare Lungentuberkulose. Patientin erhielt ca. 35 Spritzen Neutuberkulin.

Anfangsgewicht 94 Pfd., Schlußgewicht 106 Pfd. Glänzende Besserung des Allgemeinbefindens; früher ganz gebückter, jetzt gerader Gang, Schwinden der Durchfälle und der Nachtschweiße, Dünnerwerden des Leibes. Bei der Entlassung fühlt man noch zahlreiche Resistenzen im Leib und rechts und links neben dem Uterus. Menses noch nicht eingetreten. Die am Abschluß der Neutuberkulinbehandlung vorgenommene probatorische Alttuberkulin-probe fiel positiv auf 0,006 aus; ein Beweis, daß selbst längere Zeit fortgesetzte Behandlung mit Neutuberkulin nicht immer auch zur Immunität gegen Alttuberkulin führt.

Nachuntersuchung nach einem Jahr. Patientin wird kaum wiedererkannt. Blühend gesund aussehendes Mädchen. Gewicht 120 Pfd., also eine Zunahme von 26 Pfd. seit dem Beginn der Behandlung. Objektiv ist nichts mehr nachweisbar. Menses regelmäßig und ohne Beschwerden. Der Erfolg war in diesem Fall ein derartig glänzender, daß uns von Ärzten aus der Heimat (Friesland) des Mädchens mehrfach Patientinnen zur Tuberkulin-behandlung überwiesen wurden.

Fall 3. Frau Lina L., 33 Jahre, Lehrersfrau. Journ.-No. 21715. (Fall 24 der diagnostischen Gruppe.) Trockene (?) Form der Bauchfelltuberkulose mit Adnextuberkulose. Lungen gesund. Patientin erhielt 26 Injektionen Neu- und Alttuberkulin.

Anfangsgewicht 102 Pfd., Schlußgewicht 105 Pfd. Bei der Entlassung gutes Allgemeinbefinden, keine Beschwerden. Das Exsudat resp. die Resistenzen im Hypochondrium sind ganz zurückgegangen. Per vaginam fühlt man in der Gegend der rechten Tube eine mäßige Resistenz.

Die Nachuntersuchung nach 10 Monaten ergibt: Vorzügliches Allgemeinbefinden. Gewicht 111 Pfd. (also seit Beginn der Behandlung 9 Pfd. Zunahme). Menses regelmäßig (früher unregel-mäßige Blutungen). Keine Beschwerden. Im Hypochondrium nichts Abnormes nachweisbar. Per vaginam fühlt man die erwähnte Resistenz in der rechten Adnexgegend.

Fall 4. Frau Bertha Sp., 35 Jahre, Werkmeistersfrau. Journ.-No. 21975. (Fall 33 der diagnostischen Gruppe.) Trockene Form der Bauchfelltuberkulose und Adnextuberkulose. Lungen gesund.

Patientin erhielt 18 Injektionen Alt- und Neutuberkulin und entzog sich der weiteren ambulanten Behandlung. Anfangsgewicht 103,5 Pfd., Schlußgewicht 109,5 Pfd.

Nachuntersuchung nach $^1/_2$ Jahr. Patientin sieht vorzüglich aus, keine Beschwerden. Weitere Zunahme von $5^1/_2$ Pfd. (im ganzen also $11^1/_2$ Pfd.). Die früher erwähnten Resistenzen sind fast völlig geschwunden. Auf die Frage, weshalb sie sich nicht mehr der ambulanten Behandlung unterzogen habe, erklärt Patientin, das wäre unnötig gewesen, da sie ja völlig gesund nach den Einspritzungen geworden sei.

Fall 5. Hermine B., 14 Jahre, Lehrerstochter. Journ.-No. 22268. (Fall 42 der diagnostischen Gruppe.) Exquisit trockene Form der Bauchfelltuberkulose.

Patientin erhielt 27 Injektionen Alt- und Neutuberkulin. Anfangsgewicht 70 Pfd., Schlußgewicht 82 Pfd. Bei der Entlassung keine Beschwerden, Resistenzen im Abdomen zurückgegangen. Nach mehreren Monaten teilt mir der Vater der Patientin mit, daß es dem Mädchen sehr gut gehe und daß es 5 Pfd. weiter zugenommen habe (im ganzen also 17 Pfd.). Auch dieser Fall wird in Beobachtung bleiben und, wenn nötig, einer zweiten Kuretappe unterworfen werden.

Fall 6. Anna M., 29 Jahre, Haustochter. Journ.-No. 22269. (Fall 43 der diagnostischen Gruppe.) Trockene Form der Bauchfelltuberkulose mit fraglicher Tubentuberkulose.

Patientin erhielt klinisch 34 Injektionen Neutuberkulin und ambulant 6 Injektionen Alttuberkulin. Anfangsgewicht 94,5 Pfd., Gewicht am Schluß der klinischen Behandlung 92 Pfd. Einer weiteren ambulanten Behandlung entzog sich die Patientin. Auf eine Anfrage meinerseits wurde mir später mitgeteilt, daß das Mädchen einige Monate nach der Entlassung aus der hiesigen Klinik an ihrem Leiden gestorben wäre. Hier ist also ein günstiger Einfluß des Tuberkulins zwar vorübergehend vorhanden gewesen. Dennoch muß dieser Fall als zweifelloser Mißerfolg aufgefaßt werden, weil der tödliche Ausgang so bald nach Beendigung der Behandlung eintrat. Ich hatte allerdings schon während der klinischen Behandlung den Eindruck, daß der Fall nicht günstig für eine

Tuberkulinkur wäre. Denn obwohl dauernde Temperatursteigerungen nicht vorhanden waren, befand sich die Patientin in recht dürftigen Ernährungsverhältnissen. Insbesondere trat eine, wenn auch nur geringe Gewichtsabnahme ein. Ich konnte mich dennoch nicht entschließen, die Tuberkulinkur abzubrechen, weil die anderweitigen Beschwerden der Patientin dauernd, wenn auch langsam, zurückgingen (Leibschmerzen, Erbrechen usw.). Jedenfalls habe ich den bestimmten Eindruck, daß der weitere Verlauf nicht so ungünstig gewesen wäre, wenn die Patientin sich noch einer weiteren klinischen Behandlung unterworfen hätte, wie wir ihr das ausdrücklich vorgeschlagen hatten.

Wenn wir die Erfolge, die wir bei diesen 6 Fällen von vorwiegend trockener Peritonealtuberkulose erreicht haben, betrachten, so wird man ohne weiteres zugeben müssen, daß die Resultate, die man bisher mit chirurgischer Therapie erreicht hat, weit hinter unseren Resultaten zurückbleiben.

Sehen wir uns die Mohrmann'sche Statistik aus unserer Klinik noch einmal darauf hin an, so war das Resultat der Probelaparotomie bei der trockenen Form der Bauchfelltuberkulose: 28,7 $^0/_0$ Dauerheilungen über $3^1/_2$ Jahre. Ein Fall gleich 7,1 $^0/_0$ Heilungen über 9 Monate, ein Fall von relativer Heilung und 50 $^0/_0$ schlechter Ausgang mit Tod innerhalb eines Jahres. Ein noch lebender Fall ohne Besserung. Im weiteren Verlauf nach der Operation trat 3 mal eine Kotfistel ein, von denen sich die eine schloß, die beiden anderen Fälle kamen rasch ad exitum.

Unsere mit Tuberkulin und hygienisch-diätetischer Behandlung erreichten Resultate sind folgende. Dabei muß ein Fall (1) ausscheiden, weil die Patientin die Operation wünschte. 2 Patientinnen sind seit 1 Jahr geheilt, eine Patientin anscheinend seit $^1/_2$ Jahr, eine Patientin seit $^1/_4$ Jahr, eine Patientin ist bald nach Beendigung der Behandlung gestorben. Das sind Resultate, die wohl recht beachtenswert sind. Bei dieser Behandlung fallen natürlich auch die so unangenehmen und oft tödlichen Kotfisteln weg.

Diese Erfolge mit Tuberkulinanwendung und hygienischdiätischen Maßnahmen bei der trockenen Form der Bauchfelltuberkulose haben uns dahin gebracht, daß wir derartige Fälle überhaupt nicht mehr operativ behandeln, wie das auch schon von anderer Seite empfohlen ist (Döderlein, Krönig). Auch bei dieser Gruppe besteht ja der Mangel, daß die Fälle noch nicht lange

genug beobachtet sind. Daß aber auch der weitere Verlauf dieser
Fälle uns in unserer obigen Auffassung bestärken wird, davon sind
wir schon jetzt fest überzeugt.

Die III. Gruppe umfaßt diejenigen Fälle, bei denen im Vorder-
grund der Erkrankung eine Adnextuberkulose oder eine ähnliche Affektion steht.

Fall 1. Frau Jenny G., 25 Jahre, Schneidersfrau. Journ.-
No. 21344. Keine Belastung. Selbst immer gesund. Keine Lungentuberkulose. Operation wegen Retroflexio fixata mit Adnexveränderungen. Bei der Operation folgender Befund: Nach Eröffnung der Bauchhöhle sieht man das Peritoneum parietale und
viscerale, besonders aber Uterus und Tuben mit kleinen Knötchen
bedeckt. Kein Ascites. Der Uterus liegt zusammen mit den Tuben
und Ovarien in dünnen Adhäsionen eingebettet, retroflektiert. Die
Lösung der Adhäsionen gelingt leicht. Nachdem der Uterus so beweglich gemacht ist, sieht man, daß beide Tuben, besonders die
rechte, stark verdickt und die Fiembrienenden geschlossen sind.
Die rechte, stärker veränderte Tube wird exstirpiert, die linke Tube
wird aus ihren Adhäsionen gelöst. Ventrofixation. Nach der Entlassung erhielt die Patientin 47 Injektionen Neutuberkulin ambulant.
Dabei besserte sich das Allgemeinbefinden erheblich, das Gewicht
stieg von 115 auf 122 Pfd. Die Beschwerden gingen ganz zurück.
Die Untersuchung der Genitalorgane beim Abschluß der Tuberkulinkur
ergibt: Uterus gut ventrofixiert. In der Gegend der rechten Adnexe
ganz geringe Resistenzen. Patientin will sich einer weiteren Behandlung nicht mehr unterziehen, weil sie ja vollkommen gesund sei.

Fall 2. Lina H., 20 Jahre, Haustochter. Journ.-No. 21961.
(Fall 32 der diagnostischen Gruppe.) Tuberkulöses Exsudat, Retroflexio uteri fixata, fragliche Tubentuberkulose. Patientin erhielt
33 Injektionen Neutuberkulin. Gewicht beim Beginn der Tuberkulinkur 94, beim Abschluß 108 Pfd. Bei der Schlußuntersuchung
ist vom Exsudat kaum noch etwas nachzuweisen. Neben und hinter
dem Uterus nur eine ganz minimale weiche Resistenz. Die Nachuntersuchung nach einem halben Jahre ergibt: Keine Beschwerden. Menses
ohne Störungen. Uterus retroflektiert, Exsudat vollkommen geschwunden. Gewicht 113 Pfd., also eine Zunahme seit Beginn der
Behandlung um 19 Pfd.

Fall 3. Frau Minna K., 32 Jahre, Schaffnersfrau. Journ.-
No. 22271. (Fall 44 der diagnostischen Gruppe.) Retroflexio fixata.

Adnextuberkulose. Fraglicher rechtsseitiger Spitzenbefund. Patientin erhielt ambulant 39 Injektionen Alt- und Neutuberkulin.

Das Gewicht hielt sich während der Behandlung dauernd auf 114 Pfd. Die Beschwerden gingen vollkommen zurück; ebenso gingen die Adnexschwellungen ganz erheblich zurück.

Fall 4. Elise F., 20 Jahre, Dienstmagd. Journ.-No. 22293. (Fall 46 der diagnostischen Gruppe.) Tuberkulöse Pyosalpinx. (Befund siehe früher.) Patientin erhielt 31 Injektionen Neutuberkulin. Anfangsgewicht 115 Pfd., Schlußgewicht 122 Pfd.

Einer weiteren Behandlung entzieht sich die Patientin. Der objektive Befund hat sich nur wenig geändert, doch lassen sich die Adnexe jetzt besser isolierend austasten. Beschwerden bestehen bei der Entlassung nicht.

Die Nachuntersuchung nach 3 Monaten ergibt: Blühend gesund aussehendes Mädchen. Menses regelmäßig. Es bestehen keinerlei Beschwerden. Gewicht 130 Pfd., also eine Gesamtzunahme von 15 Pfd. Die vaginale Exploration ergibt folgenden überraschenden Befund: Die oben erwähnten Knollen im Douglas sind völlig geschwunden. In der Gegend der linken Adnexe läßt sich eben die Andeutung einer minimalen Resistenz nachweisen, so daß man eigentlich von einem normalen. Genitalbefund sprechen kann.

Eine Betrachtung dieser Gruppe ergibt folgendes: Alle 4 Fälle erfuhren eine erhebliche Besserung; ja man ist wohl berechtigt, von einer Heilung zu sprechen, insofern als die Beschwerden in allen 4 Fällen völlig zurückgingen und als auch der objektive tastbare Befund sich in sehr günstiger Weise änderte. In 2 Fällen war von dem tuberkulösen Prozeß überhaupt nichts mehr nachzuweisen. In den beiden anderen Fällen waren noch geringfügige Veränderungen nachweisbar, die allerdings den Eindruck erweckten, als ob auch hier der tuberkulöse Prozeß zum Stillstand resp. zur Ausheilung gekommen wäre. Fall 1 muß allerdings bei der Beurteilung der therapeutischen Wirkung des Tuberkulins ausgeschaltet werden, da hier auch chirurgisch eingegriffen war. Immerhin dürfte das Tuberkulin auch in diesem Falle wesentlich dazu beigetragen haben, den tuberkulösen Prozeß zur Ausheilung zu bringen.

Wenn wir mehrere von uns vor nicht zu langer Zeit rein chirurgisch behandelte Fälle dieser Art zum Vergleich heranziehen, so haben wir auch bei dieser Gruppe III die Überzeugung, daß wir mit der Tuberkulinkur den Kranken mehr genützt haben als mit chirurgischen Maßnahmen, woraus wir auch hier konsequenterweise den Schluß gezogen haben, derartige Fälle nur ausnahmsweise und unter ganz bestimmten Indikationen chirurgisch zu behandeln.

Bei Fällen von fixierter Retroflexio mit Adnextuberkulose werden wir immer erst Tuberkulin therapeutisch in Anwendung ziehen und erst dann, wenn der Prozeß zur Ausheilung gekommen ist, die fixierte Retroflexio chirurgisch angreifen, vorausgesetzt, daß dann noch eine Indikation dazu vorhanden ist.

Die IV., letzte Gruppe umfaßt diejenigen Fälle, bei denen es sich vorwiegend um Blasentuberkulose handelte. Mehrfach bestanden gleichzeitig Symptome wahrscheinlicher einseitiger Nierentuberkulose.

Zunächst mögen einige Bemerkungen über die allgemein übliche Behandlung der Blasentuberkulose hier folgen. Daß die medikamentöse innere Therapie hier vollkommen erfolglos ist, dürfte wohl allgemein anerkannt werden. Ebenso erfolglos ist auch nach unserer Erfahrung jede örtliche Therapie. Spülungen jeglicher Art wurden immer schlecht vertragen, so daß die Patientinnen sich meist weigerten, die Spülungen weiter an sich vornehmen zu lassen; dabei war es gleichgültig, ob man Lysol-, Borsäure-, Karbol- oder Argentum nitricum-Lösungen gebrauchte; letztere wurden meist am schlechtesten vertragen. Auch die Injektion einer $5\,^0/_0$igen Jodoform-Vaselin-Öl-Emulsion (Fritsch) war völlig erfolglos. Denselben negativen Erfolg hatte das von einigen Autoren empfohlene Einlegen eines Dauerkathesters. Wir haben denselben bei Blasentuberkulose mehrfach eingelegt, mußten ihn aber schon nach kurzer Zeit wegen unerträglicher Schmerzen wieder entfernen. Neuerdings wird die lokale Behandlung der Blasentuberkulose schon deshalb für erfolglos gehalten, weil die Blasentuberkulose stets erst sekundär nach Nierentuberkulose aufträte, und weil, solange der Primärherd nicht entfernt sei, stets wieder von hier aus eine Reinfektion der Blase erfolge (Mirabeau). Ist der Primärherd entfernt, so soll auch die Blasentuberkulose meist schnell ausheilen. Derartige Erfahrungen haben wir gleichfalls mehrfach machen können. Dennoch dürfte diese Anschauung über das Ziel hinaus schießen. Die Existenz primärer Blasentuberkulose gilt auch heute bei zahlreichen namhaften Autoren als gesichert. Was die Entstehung dieser primären Blasentuberkulose anbetrifft, so verweise ich auf meine diesbezüglichen Bemerkungen an früherer Stelle. Über Tuberkulinanwendung bei Blasentuberkulose findet man in der Literatur sehr wenig. Schröder[65])

u. a. berichtet über einen Fall von Blasentuberkulose, der längere Zeit mit Neutuberkulin behandelt und dabei gebessert wurde.

Unsere mit Tuberkulin behandelten Fälle sind folgende:

Fall 1. Louise D., 29 Jahre, Haustochter. Journ.-No. 21727. (Fall 25 der diagnostischen Gruppe.) Sehr schwere Blasentuberkulose mit wahrscheinlicher linksseitiger Nierentuberkulose, die schon lange anderweitig erfolglos behandelt war.

Patientin erhielt 37 Neutuberkulin-Injektionen (bis zu 4,5 mg fester Substanz). Dabei stieg das Gewicht von 117 Pfd. auf 127 Pfd. Der Urin, der früher nur höchstens $^{1}/_{2}$ Stunde gehalten werden konnte, wurde bei der Entlassung in Pausen von 3—3$^{1}/_{4}$ Stunden gelassen (Durchschnittsmenge 225 ccm). Die früher vorhandenen starken Tenesmen gingen ganz zurück, zeitweise bestand noch mäßiges Brennen beim Wasserlassen. Der Urin, der früher stark eitrig und häufig blutig war, wurde allmählich klarer. Jedoch gelang es nicht, die eitrigen Beimengungen zum Urin ganz zu beseitigen.

Es ist uns also zwar gelungen, den tuberkulösen Prozeß erheblich zu bessern, jedoch nicht ganz zur Ausheilung zu bringen.

Auf eine Anfrage nach einem Jahr teilt mir die Patientin mit, daß es ihr sehr gut gehe. Sie sei seit 3 Monaten verheiratet, seit 2 Monaten schwanger. Schmerzen sind überhaupt nicht mehr vorhanden, ebenso auch nicht mehr der frühere häufige Urindrang. Der Urin sei noch wenig getrübt. Der weitere Verlauf dieses Falles bestätigte also gleichfalls meine häufig gemachte Beobachtung, daß gewöhnlich nach Beendigung der Tuberkulinkur noch eine weitgehende Besserung oder sogar Ausheilung des tuberkulösen Prozesses eintritt. Leider will die Patientin sich nicht persönlich vorstellen, da sie zu weit entfernt wohne. Infolgedessen läßt sich in diesem Falle auch objektiv (cystoskopisch!) nicht sicher feststellen, ob der Fall geheilt oder nur wesentlich gebessert ist. Jedenfalls ist der Erfolg der Tuberkulinkur evident.

Fall 2. Helene A., 24 Jahre, Haustochter. Journ.-No. 22227. (Fall 38 der diagnostischen Gruppe.) Schwerste Blasentuberkulose mit großen Geschwüren in der Blase, walnußgroßen Knoten in der Blasenwand und außerdem wahrscheinliche Adnextuberkulose. Fraglicher Lungenspitzenkatarrh.

Patientin erhielt 35 Injektionen Alt- und Neutuberkulin. Von einer Lokalbehandlung wurde auch hier, wie in den übrigen Fällen, ganz abgesehen. Dabei stieg das Gewicht von 93,5 auf 102 Pfd. Die Patientin, die früher vor Schmerzen vollkommen gebückt ging, konnte wieder gerade gehen, die Schmerzen in der Blasengegend ließen erheblich nach und auch der Urin wurde weniger trübe. Der Urin, der früher $^1/_2$ stündlich gelassen werden mußte, konnte $1^1/_2$ bis $1^3/_4$ Stunden gehalten werden. Eine Ausheilung herbeizuführen gelang auch in diesem Fall nicht. Die Patientin wurde deshalb mit dem bereits erwähnten, der Öffentlichkeit noch nicht übergebenen Serum weiter behandelt.

Fall 3. Käthe T., 20 Jahre, Haustochter. Journ.-No. 22261. (Fall 40 der diagnostischen Gruppe.) Mäßig starke Blasentuberkulose, cystoskopisch und mit positiver allgemeiner und lokaler Tuberkulin-Reaktion sicher gestellt.

Patientin hat bis jetzt (sie ist noch in ambulanter Behandlung) 35 Injektionen Alt- und Neutuberkulin erhalten. Dabei hat sie an Gewicht 4 Pfd. zugenommen. Der ursprünglich leicht getrübte Urin ist vollkommen klar geworden, die Beschwerden sind ganz geschwunden: In diesem Fall ist es also gelungen, mit Tuberkulin eine Heilung herbeizuführen. Diese klinisch vermutete Heilung ist durch den cystoskopischen Befund bestätigt. Die früher vorhandenen lentikulären Geschwüre und Tuberkel am Blasenboden usw. sind vollkommen verschwunden. Die Patientin wird zur Sicherung der Dauerheilung noch weiterhin mit Tuberkulin behandelt werden.

Fall 4. Dorethea B., 40 Jahre, Schuhmachermeistersfrau. Journ.-No. 22429. Mäßig schwere Blasentuberkulose, cystoskopisch und durch positive Alttuberkulin-Reaktion sicher gestellt. Seit 3 Jahren medikamentös und mit Blasenspülungen ohne jeden Erfolg behandelt.

Patientin hat bis jetzt — zuerst klinisch, jetzt ambulant — etwa 40 Injektionen abwechselnd Alt- und Neutuberkulin bekommen. Dabei stieg das Gewicht von 114 auf 122 Pfd. Die Schmerzen in der Blasengegend haben nachgelassen, ebenso der Urindrang. Patientin kann den Urin jetzt bereits $1^1/_2$—$2^1/_2$ Stunden halten; früher halbstündliche Urinentleerung. Der Urin ist nicht mehr ganz so eitrig, aber immer noch trübe. Eine erhebliche Besserung des tuberkulösen Prozesses ist also auch in diesem Fall sicher gestellt. Dem bisherigen Verlauf nach zu urteilen, wird es auch hier mit ziemlicher Wahrscheinlichkeit gelingen, die Blasentuberkulose weitgehend zu bessern oder sogar zur Ausheilung zu bringen.*)

---

*) Unter weiterer Tuberkulinbehandlung ist inzwischen auch hier eine auffallende Besserung eingetreten. Der Urin ist ganz klar, Schmerzen sind überhaupt nicht mehr vorhanden. Es besteht nur noch häufiger Urindrang.

Wenn es uns in diesen vier Fällen auch nur einmal sicher, einmal mit großer Wahrscheinlichkeit gelungen ist, den tuberkulösen Prozeß der Blasenschleimhaut zur Ausheilung zu bringen, so läßt sich doch der günstige therapeutische Einfluß der Tuberkulinpräparate auch hier nicht verkennen. Sämtliche andern Fälle wurden zwar nicht geheilt, aber doch wesentlich gebessert. Dabei wurde, wie bereits betont, von einer lokalen und internen Medikation absichtlich Abstand genommen. Hand in Hand ging auch hier mit der Tuberkulinkur nur eine hygienisch-diätetische Behandlung. Wenn man die mit der bisherigen Therapie — ausschließlich der chirurgischen (Nierenexstirpation usw.) — erreichten Erfolge mit unsern durch Tuberkulin erzielten Resultaten vergleicht, so wird jeder die günstige Einwirkung des Tuberkulins zugeben müssen. Derartige Erfolge werden weder mit interner medikamentärer noch mit lokaler Therapie erreicht. Wenn überhaupt bei der therapeutischen Tuberkulinbehandlung, so kommt es ganz besonders bei Blasentuberkulose darauf an, die Behandlung möglichst lange fortzusetzen. Eine Kombination von Alt- und Neutuberkulin (abwechselnde Injektionen) erscheint mir gerade für die Blasentuberkulose außerordentlich wertvoll zu sein.

Ich bin am Ende meiner Ausführungen. Auf Grund der hier niedergelegten vielfachen Erfahrungen hoffe ich auch denjenigen, die der Tuberkulinfrage bisher skeptisch oder sogar direkt ablehnend gegenüberstanden, gezeigt zu haben, daß wir in dem Alttuberkulin ein vorzügliches diagnostisches Hilfsmittel zur Erkennung zweifelhafter Urogenital- und Bauchfelltuberkulose besitzen. Ich hoffe aber weiterhin bewiesen zu haben, daß es mit den verschiedenen Koch'schen Tuberkulinpräparaten, kombiniert mit einer sachgemäßen hygienisch-diätetischen Behandlung, sehr wohl auch gelingt, Fälle von Urogenital- und Bauchfelltuberkulose zu heilen oder wenigstens weitgehend zu bessern. Speziell für die Bauchfelltuberkulose scheint mir das Tuberkulin ein ziemlich sicheres Heilmittel zu sein, während es bei der Blasentuberkulose meist nur imstande ist, den Prozeß mehr oder minder zu bessern.

Auf Grund unserer Erfahrungen sind wir, wie bereits an anderer Stelle bemerkt, dahin gekommen, daß wir bei Bauchfell- und Adnextuberkulose vorläufig nicht mehr laparotomieren, es sei denn, daß ganz bestimmte anderweitige komplizierende Momente den chirurgischen Eingriff indizieren würden. Auch bei Blasentuberkulose werden wir stets erst versuchen, den Prozeß mit Tuberkulin und hygienisch-diätetischer Behandlungsweise zu beeinflussen, und erst dann, wenn wir damit nicht zum Ziel kommen, den chirurgischen Weg im Sinne Mirabeaus betreten. Verschiedene Mißerfolge, über die ich berichtet habe, sind wohl nicht nur dem Mittel allein zuzuschreiben. In mehreren Fällen kommt dabei in Betracht, daß sie viel zu kurze Zeit behandelt sind. Die Patienten hatten sich der langdauernden Tuberkulinbehandlung zu frühzeitig entzogen. In einer möglichst lange ausgedehnten sachgemäßen Tuberkulinkur liegt ja natürlich der ganze Schwerpunkt der therapeutischen Tuberkulinanwendung. An dieser Stelle möge ferner noch einmal ausdrücklich betont werden, daß sich nicht jeder Fall von Bauchfell- und Urogenitaltuberkulose ohne weiteres zur Tuberkulinbehandlung eignet. Eine derartige planlose und unwissenschaftliche Anwendung des Tuberkulins hat ja im Beginn der Tuberkulinära dazu beigetragen, das Mittel derartig in Mißkredit zu bringen, daß es Jahre dauerte, ehe das Mißtrauen dagegen wieder allmählich schwand.

Ganz besonders vorsichtig aber muß derjenige mit dem Mittel bei der Auswahl der Fälle zu Werke gehen, der eine größere Erfahrung auf diesem Gebiet noch nicht besitzt. Schließlich hebe ich noch hervor, daß Publikationen über die Wirksamkeit des Mittels, die sich auf einen oder wenige Fälle erstrecken, nur wenig Wert besitzen und der Sache nur schaden. Um sich ein abschließendes Urteil über den Wert des Tuberkulins erlauben zu können, muß man sich lange genug, ich möchte sagen jahrelang mit den Tuberkulinpräparaten beschäftigt haben. Ob der Petruschky'sche Ausspruch: Das Tuberkulin leistet (bei der Behandlung der Lungentuberkulose) in der Tat alles, was man von einem diagnostischen und therapeutischen Spezifikum gegen Tuberkulose billigerweise verlangen kann, auch auf die Peritoneal- und Bauchfelltuberkulose in dieser Fassung angewandt werden kann, das müssen allerdings erst weitere Untersuchungen lehren. Daß aber das Tuberkulin die Nichtachtung, die bisher in unserer Spezialwissenschaft dagegen üblich war, nicht verdient, das hoffe ich mit meinen Ausführungen bewiesen zu haben.

Literaturangabe.

[1]) Deutsche med. Wochenschrift 1905, No. 22.

[2]) R. Birnbaum, Über die Anwendung der Tuberkulinpräparate, speziell über den diagnostischen Wert des alten Tuberkulins bei Urogenitaltuberkulose. Hegars Beiträge 1906, Bd. X, Heft 3.

[3]) J. Petruschky, Kochs Tuberkulin und seine Anwendung beim Menschen. Berliner Klinik 1904, Heft 188.

[4]) Götsch, Deutsche med. Wochenschrift 1901, No. 25.

[5]) A. Möller, III. Jahresbericht der Heilstätte Belzig. Zeitschrift für Tuberkulose Bd. 4, Heft 4 (zitiert nach Köhler).

[6]) Turban, zitiert nach E. Neißer, Weitere Erfahrungen über Tuberkulinanwendung in Heilstätten. (Bericht über die II. Versammlung der Tuberkulose-Ärzte Berlin 24.—26. XI. 1904.)

[7]) Weicker, zitiert nach Neißer, siehe No. 6.

[8]) L. Spengler, Deutsche med. Wochenschrift 1897, No. 36.

[9]) Baudach, Deutsche med. Wochenschrift 1897, No. 34.

[10]) Würtzen, Tuberkulosis, Vol. III, 2 (zitiert nach Köhler[11]).

[11]) F. Köhler, Tuberkulin und Organismus, 1905. Jena, Verlag Gustav Fischer.

[12]) Nourney, Verein der Ärzte Düsseldorfs, Sitzung vom 10. X. 1904, ref. Deutsche med. Wochenschrift 1905, No. 1.

[13]) Heermann, ebenda.

[14]) v. Hippel, Über den Nutzen des Tuberkulins bei der Tuberkulose des Auges. v. Gräfes Arch. f. Ophthalm. Bd. LIX, Heft 1.

[15]) Dörschlag, 3 Fälle von Iritis tuberkulosa geheilt mit Tuberkulin-Injektionen. Inaug.-Dissert. Greifswald 1905.

[16]) B. Bang, Deutsche Zeitschrift für Tiermed. und vergl. Pathol. Bd. 22, 1896, S. 1 usw.

[17]) R. Koch, 10. internat. med. Kongr. Berlin 1890. Verhandl. Bd. 1, S. 46.

[18]) Derselbe, Deutsche med. Wochenschrift 1890, No. 46a. Extra-Ausgabe.

[19]) Derselbe, Deutsche med. Wochenschrift 1891, No. 3, S. 101.

[20]) Derselbe, Deutsche med. Wochenschrift 1891, No. 43, S. 1189.

[21] Kühne, Zeitschrift für Biologie 1892, Bd. 29.

[22] Derselbe, Zeitschrift für Biologie 1893, Bd. 30.

[23] Matthes und Krehl, Deutsch. Archiv für klin. Medizin 1895, Bd. 54.

[24] Buchner, a) Berl. klin. Wochenschrift 1890, No. 47. b) Münch. med. Wochenschrift 1891, No. 49.

[25] Römer, Wiener klin. Wochenschrift 1891, No. 2 und 3.

[26] Winternitz, Arch. für exper. Pathol. Bd. 35, Heft 1, Bd. 36, Heft 3 und 4.

[27] Preissich und Heim, Zentralbl. für Bakteriologie 1904.

[28] Marmorek, Arch. gén. de méd. 1903.

[29] Löwenstein und Rappoport, Zeitschrift für Tuberkulose 1904, Bd. 5, Heft 6.

[30] v. Babes, zitiert nach Wassermann und Bruck, No. 31.

[31] Wassermann und Bruck, Exper. Studien über die Wirkung von Tuberkelbazillen-Präparaten auf den tuberkulösen Organismus. Deutsch. med. Wochenschrift 1906, No. 12.

[32] Wassermann und Citron, zitiert nach Wassermann und Bruck, No. 31.

[33] Weil und Nakajama, Über den Nachweis von Antituberkulin im tuberkulösen Körper. Münch. med. Wochenschrift 1906, No. 21.

[34] Ehrlich, Internat. Kongreß für Hygiene 1900.

[35] E. Pfuhl, Zeitschrift für Hygiene 1891, Bd. 11.

[36] Kitasato. Zeitschrift für Hygiene 1892, Bd. 12.

[37] Baumgarten, Über die Einwirkung des Koch'schen Mittels „Tuberkulin" auf die Impftuberkulose des Kaninchens. Festschrift für Rudolf Virchow Bd. III. — Derselbe, Zentralblatt für Bakteriologie 1894, Bd. 15.

[38] C. Spengler, Festschrift für Robert Koch. Jena 1903, G. Fischer.

[39] Dönitz, Zeitschrift für ärztl. Fortbildung 1904, No. 13.

[40] Ziegler, Verhandl. des Kongresses für innere Medizin 6. bis 9. I.V 1891. J. F. Bergmann, Wiesbaden.

[41] E. Neißer, Weitere Erfahrungen über Tuberkulinanwendung in Heilstätten. Bericht über die II. Vers. der Tuberkulose-Ärzte 1904.

[42] R. Koch, Deutsche med. Wochenschrift 1897, No. 14, S. 209 ff.

[43] Baumgarten und Walz, Über den Heilwert des neuen Koch'schen Tuberkulins nach Experimenten an tuberkulös infizierten Kaninchen und Meerschweinchen. Zentralbl. für Bakteriol. 1898, No. 14.

[44] Huber, Über Tierversuche mit dem neuen Tuberkulin Kochs (T. R.). Berl. klin. Wochenschr. 1898, No. 7.

[45] Petruschky, Bemerkungen zu den Versuchen des Herrn Stabsarztes Dr. Huber mit Neütuberkulin. Berl. klin. Wochenschr. 1898, No. 12.

[46]) Beck, Über das neue Tuberkulin T. R. Deutsche med. Wochenschrift 1898, No. 23. Therapeut. Beil. No. 6.

[47]) H. Ströbe, Über die Wirkung des neuen Tuberkulins T. R. auf Gewebe und Tuberkelbazillen. Jena 1898, Verlag Gustav Fischer.

[48]) E. Neißer und Pollack, Tuberkulosebüchlein des Stettiner Städt. Krankenhauses.

[49]) Fr. Schieck, Klin. und exper. Studien über die Wirkung des Tuberkulins auf die Iristuberkulose. Habilitationsschrift. v. Gräfes Arch. f. Ophthalm. Bd. L, Heft 2, 1900.

[50]) Sahli, Korrespondenzblatt für Schweizer Ärzte 1906, No. 12/13; referiert von G. Zuelzer (Berlin) in der Zeitschr. f. ärztl. Fortbildung 1906, No. 16.

[51]) R. Koch, Deutsche med. Wochenschrift 1901, No. 48.

[52]) Arloing und Courmont, De l'agglutination du bacille de Koch. Zeitschrift für Tuberkulose und Heilstättenwesen 1900, No. 1.

[53]) Amtliche Berichte über die Wirksamkeit des Koch'schen Heilmittels gegen Tuberkulose. Berlin, Jul. Springer, 1891, S. 183 u. 391.

[54]) Helmrich, Die therapeutischen Wandlungen in der Behandlung der Bauchfelltuberkulose. Inaug.-Diss. Basel 1892, S. 39.

[55]) Burckhardt, Korrespondenzblatt für Schweizer Ärzte Jahrgang XXI.

[56]) v. Meyer, Ein Beitrag zur Verwendung des Koch'schen Tuberkulins als diagnostisches Hilfsmittel. Deutsche med. Wochenschrift Bd. XIX, No. 9.

[57]) Bossi, Kochs Tuberkulin in der Geburtshilfe und Gynäkologie. Riv. di Ost. e Gin. 1891, No. 15.

[58]) Zweifel, Geburtsh.-Gesellsch. Leipzig. Zentralbl. für Gyn. 1891, S. 238.

[59]) Rich. Schulze, Über die Wirkung des Tuberkulins bei Urogenitaltuberkulose. Inaug.-Diss. Halle a. S. 1892.

[60]) J. E. Kelly, Kochism. in genitourinary disease. New York med. Journ. 16. Mai 1891. Refer. im Jahres-Bericht über die Fortschritte auf dem Gebiet der Geburtsh. u. Gyn. 1891.

[61]) W. Meyer, Die Frühdiagnose der deszendierenden Tuberkulose des uropoetischen Systems. New-Yorker med. Wochenschrift No. 6.

[62]) E. Schröder, Beitrag zur Kenntnis der Peritonealtuberkulose. Inaug.-Diss. Bonn 1897.

[63]) P. Warth, Über Peritonitis tub. Inaug.-Diss. Bonn 1897.

[64]) Knapmann, 10 Fälle von Peritonitis tub. Inaug.-Diss. Bonn 1897.

[65]) H. Schröder, Über die Behandlung der Blasentuberkulose mit T. R. Zeitschr. f. Geb. u. Gyn. Bd. XL, S. 1 ff.

[66]) Seeligmann, Deutsche med. Wochenschrift 1897, No. 30.

[67]) A. v. Koranyi, Zwei Fälle von Nierentuberkulose. Monatsschrift über die Gesamtleistungen auf dem Gebiet des Harn- und Sexualapparates Bd. V, S. 275.

[68]) Prochownik, Deutsche med. Wochenschrift Bd. XXVI, Vereinsbeilage S. 222.

[69]) The diagnosis and surgical treatment of renal tuberculosis. Boston. Med. and Surg. Journ. Vol. CXLIV, pag. 513 und 527. Ref. im Jahres-Bericht über die Fortschritte auf dem Gebiet der Geburtsh. u. Gyn. 1901.

[70]) Jung, IV. internation. Kongreß f. Geb. u. Gyn. in Rom 15. bis 21. September 1902. Monatsschr. f. Geb. u. Gyn. Bd. XVI.

[71]) S. D. Madison, Tuberculin as a means of diagnostic. Amer. Med. Dezember 20. 1902. Ref. im Jahres-Bericht über die Fortschritte auf dem Gebiet der Geburtsh. u. Gyn. 1903.

[72]) Veit, Referat auf dem IV. internation. Kongreß in Rom 1902. Monatsschr. f. Geb. u. Gyn. Bd. XVI, S. 539.

[73]) Ebenda.

[74]) Schiller, Vereinigung der Breslauer Frauenärzte 18. November 1902. Zentralbl. für Gyn. 1903, S. 209/210.

[75]) v. Franqué, in Hofmeier, Die Königl. Univ.-Frauenklinik in Würzburg (1889—1903). Bericht und Studien. Stuttgart, Ferd. Enke, 1903.

[76]) v. Rosthorn, Monatsschr. für Geb. und Gyn. 1906.

[77]) E. Binswanger, Über probatorische Tuberkulin-Injektionen bei gesunden stillenden Frauen. Brauers Beiträge zur Klin. der Tuberkul. Bd. IV, Heft 1. Ref. im Zentralbl. f. Gyn. 1905, S. 1429 (Zurhelle).

[78]) R. Koch, Deutsche med. Wochenschrift 1901, No. 48.

[79]) Beck, Deutsche med. Wochenschrift 1899, No. 5 und 9.

[80]) B. Fränkel, Das Tuberkulin und die Frühdiagnose. Charitévortrag. Berlin 1900.

[81]) Cornet, Die Tuberkulose. Wien, Braumüller; siehe auch Köhler, No. 11, S. 65 u. f.

[82]) A. Möller, Handb. der Therapie der Lungenschwindsucht von Schröder-Blumenfeld.

[83]) Kremser, II. Versamml. der Tuberkulose-Ärzte. Berlin 24./26. XI. 1904.

[84]) Spengler, Zur Diagnose geschlossener Lungentuberkulose. Davos 1900.

[85]) Fürst, Deutsche med. Wochenschrift 1900, No. 14; siehe auch Köhler, No. 11, S. 82 u. f.

[86]) Köhler und Behr, Deutsch. Arch. f. klin. Med. 1905, Bd. 82.

[87]) Freymuth, Über Anwendung von Tuberkulinpräparaten per os. Münch. med. Wochenschrift 1905, No. 2.

[88]) R. Birnbaum, Beiträge zur Frage der Entstehung u. Bedeutung der Leukocytose. Arch. f. Gyn. Bd. 74, Heft 1.

[89]) Franz, 1.) Zeitschrift für Tuberkulose Bd. 3. 2.) Münch. med. Wochenschrift 1902, No. 7.

[90]) E. Neißer, Über Sondenpalpation der Bronchialdrüsen bei gewissen leichtesten Formen der Tuberkulose. Deutsch. Arch. f. klin. Med. 1905, Bd. 86.

[91]) Pickert, Münch. med. Wochenschrift 1903, No. 43.

[92]) Ad. Schmidt, Deutsch. med. Wochenschrift 1903.

[93]) Kaminer, Beiträge zur klin. Med., Festschr. f. Senator, 1905.

[94]) Pickert, Zeitschrift für Tuberkul. Bd. IV, Heft 1.

[95]) Amann, zitiert bei Döderlein-Krönig, Operative Gynäkologie. Leipzig 1905, Verlag Georg Thieme, S. 322 u. f.

[96]) C. Berkeley, Genitale Tuberkulose bei der Frau. Journ. obstetr. gyn. brit. empire 1903 Januar; ref. im Zentralbl. f. Gyn. 1904, S. 157 (Engelmann).

[97]) Frerichs, zitiert bei Rosthorn, Tuberkulose der weiblichen Geschlechtsorgane und des Bauchfells, in Küstners Lehrb. d. Gyn.

[98]) Späth, ebenda.

[99]) Orthmann, ebenda.

[100]) v. Rosthorn, in Küstners Lehrb. d. Gyn. S. 367 u. f.

[101]) Fritsch, Die Erkrankungen der weiblichen Blase, in Veits Handbuch d. Gynäkol. Bd. II, S. 32.

[102]) Zitiert nach Köhler (11).

[103]) Hegar, Die Entstehung, Diagnose und chirurg. Behandlung der Genitaltuberkulose des Weibes. Stuttgart 1886.

[104]) König, Über diffuse peritoneale Tuberkulose etc. Zentralbl. f. Chirurgie 1884, S. 81. — Derselbe, Die peritoneale Tuberkulose und ihre Behandlung durch den Bauchschnitt. Zentralbl. f. Chirurgie 1890, No. 35.

[105]) Döderlein-Krönig, Operative Gynäkologie. Leipzig 1905, Verlag Georg Thieme.

[106]) Zitiert bei Döderlein-Krönig S. 323.

[107]) Kußmaul und Pribram, 62. Versammlung deutscher Naturforscher und Ärzte. Heidelberg 1889.

[108]) Öhler, Über peritoneale Tuberkulose. Münch. med. Wochenschrift 1900, No. 52.

[109]) Borchgrevink, Zur Kritik der Laparotomie bei der serösen Bauchfelltuberkulose. Mitt. aus d. Grenzgebieten 1900, No. 6.

[110]) Czerny, Über die chirurg. Behandl. intraperitonealer Tuberkulosen. Beiträge zur klin. Chirurg. Bd. VI.

[111]) Thoenes, Über Dauerresultate der operativen Behandlnng der tub. Peritonitis. Jahrbücher der Hamburger Staatskrankenanstalten Bd. VII, 1899/1900.

[112]) Mohrmann, Die Resultate der Laparotomie bei tuberkulöser Peritonitis. Inaug.-Diss. Göttingen 1903.

[113]) A. Frank, Erfolge der operativen Behandl. d. chron. Bauchfelltuberkulose. Mitteil. aus den Grenzgeb. 1900, No. 6.

[114]) Pagenstecher, Dürfen wir Bauchfelltuberkulose operativ behandeln? Deutsch. Zeitschr. f. Chirurg. 1902, Bd. 67.

[115]) Cornet, Die Tuberkulose, in Nothnagels spez. Pathologie u. Therapie XIV, II, 2.